国家卫生健康委员会"十四五"规划教材

全国高等职业教育专科配套教材

供护理、助产专业用

生理学学习指导

主　编　杨桂染　王　腾

副主编　潘　丽　张承玉　肖　骞

编　者（以姓氏笔画为序）

王　媛（渭南职业技术学院）　　　　何巧玉（河南护理职业学院）

王　腾（大庆医学高等专科学校）　　张　鹏（宜春职业技术学院）

刘　娜（沧州医学高等专科学校）　　张丽勇（白城医学高等专科学校）

刘慧博（锡林郭勒职业学院）　　　　张承玉（天津医学高等专科学校）

汤小秀（昆明卫生职业学院）　　　　范　超（长沙卫生职业学院）

许秀娟（江西医学高等专科学校）　　周　华（安徽医学高等专科学校）

李新爱（济南护理职业学院）　　　　郭　丽（临汾职业技术学院）

杨　坦（南阳医学高等专科学校）　　黄维琳（安徽中医药高等专科学校）

杨志宏（唐山职业技术学院）　　　　路　艳（承德医学院附属医院）

杨桂染（沧州医学高等专科学校）　　潘　丽（广州卫生职业技术学院）

肖　骞（四川卫生康复职业学院）

人民卫生出版社

·北京·

图书在版编目（CIP）数据

生理学学习指导 / 杨桂染，王腾主编. -- 北京：

人民卫生出版社，2025. 6. -- ISBN 978-7-117-38169-7

Ⅰ. R33

中国国家版本馆 CIP 数据核字第 2025J81H05 号

人卫智网	www.ipmph.com	医学教育、学术、考试、健康，
		购书智慧智能综合服务平台
人卫官网	www.pmph.com	人卫官方资讯发布平台

生理学学习指导

Shenglixue Xuexi Zhidao

主　　编：杨桂染　王　腾
出版发行：人民卫生出版社（中继线 010-59780011）
地　　址：北京市朝阳区潘家园南里 19 号
邮　　编：100021
E - mail：pmph @ pmph.com
购书热线：010-59787592　010-59787584　010-65264830
印　　刷：北京市艺辉印刷有限公司
经　　销：新华书店
开　　本：787 × 1092　1/16　印张：10.5
字　　数：243 千字
版　　次：2025 年 6 月第 1 版
印　　次：2025 年 8 月第 1 次印刷
标准书号：ISBN 978-7-117-38169-7
定　　价：29.00 元
打击盗版举报电话：010-59787491　E-mail：WQ @ pmph.com
质量问题联系电话：010-59787234　E-mail：zhiliang @ pmph.com
数字融合服务电话：4001118166　E-mail：zengzhi @ pmph.com

生理学是高等职业教育专科护理类专业重要的专业基础课程。为帮助学生更好地掌握生理学的基础知识、基本理论和基本技能，我们在修订编写全国高等职业教育专科护理类专业规划教材《生理学》(第3版)的同时，编写了其配套教材《生理学学习指导》。

本配套教材编写紧紧围绕立德树人根本任务，对接高素质技能人才培养目标，突出职业道德与职业精神的培养，与护士执业资格考试要求紧密接轨，体现新时代职业教育的类型特色。全书包括生理学实验和生理学辅导与练习两部分。

生理学实验部分包括实验概述和各论。概述介绍生理学实验的目的与基本要求，使学生了解实验结果收集与数据处理的基本方法，并学会撰写实验报告。各论部分选择能够培养学生技能，并与今后护理工作密切相关的实验内容进行编写，通过目的、原理、用品、操作、观察与记录、注意事项、讨论等，使学生清楚实验需达成的技能、知识和素质目标，掌握实验的操作步骤，学会观察并记录，并能根据实验结果进行分析与讨论，达到理论联系实践的目的。

生理学辅导与练习部分由学习小结、习题和参考答案三个部分构成。

1. 学习小结　在编写过程中，我们力求突出重点，尽可能对教材中重点、难点及复杂的内容进行归纳总结，将生理学的知识系统化、条理化，帮助学生构建牢固的知识体系，便于学生理解与记忆。

2. 习题　题型分四种，即名词解释、填空题、选择题(A型题、B型题)、简答题。出题主要依据各章节学习目标中要求掌握和熟悉的内容，突出实用性。将护士执业资格考试的重点内容及临床护理中涉及的知识，编写成选择题和简答题，便于学生掌握知识、灵活运用知识，有助于培养学生分析问题、解决问题的能力和知识迁移能力。

3. 参考答案　本配套教材为方便学生自我检测，对所有的习题均提供了参考答案，并选择教材各章节中具有代表性的、在教学中总结出来的学生容易混淆的难点问题，进行解释和分析，使学生在使用配套教材时能够更加深入透彻的理解难点。

鉴于编者学术水平和编写水平所限，本书不当之处在所难免，敬请各位同仁及同学批评指正。

杨桂染　王　腾

2025年7月

目 录

第一篇

生理学实验

生理学实验概述

一、生理学实验的基本概念

生理学是研究机体正常状态下功能活动的科学,是一门实践性和理论性较强的学科,大多以动物实验为主,其理论知识大多是在严格控制的条件下通过实验观察、研究分析总结出来的。

二、实验目的

通过实验,使学生初步掌握实验的基本操作技能,了解生理学实验设计的基本原理和获得生理学知识的科学方法;提高学生的学习兴趣和积极性;培养学生的合作意识、科学思维能力及科学严谨和实事求是的工作作风;加强学生理论联系实际的能力,提高学生客观地对事物进行观察、比较、分析以及独立思考、解决实际问题的能力。

三、实验基本要求

1. 实验前 仔细阅读实验指导,了解实验目的、领会实验原理,熟悉实验方法,结合实验内容,复习有关理论,做到充分理解本次实验的设计思想。自己动手操作前,不仅应知道本次实验要做什么,怎么做,还应知道为什么要这么做,预估本次实验的结果和实验中可能出现的情况及应对方案等。

2. 实验中 认真听老师在实验操作前的有关讲解,观察示范操作。操作前要清点核实所用器材和药品,在老师的指导或协助下调试并操作相关仪器,按实验步骤认真操作。仔细观察实验过程中出现的现象,随时做好原始记录。

3. 实验后 清洗所用器材,将实验用品按实验前的布置,整理就绪。如有损坏短少之处,立即报告实验教师,按实验室有关规定处理。要求规范处理动物尸体。整理实验记录和结果,客观填写和叙述实验结果,结合理论对实验结果作出合理的解释,得出结论,认真撰写实验报告。

四、实验结果的收集与处理

在实验过程中,应实事求是地记录实验数据。定量实验数据,如长短、高低、快慢、轻重等,均应以国际标准单位和数值定量。实验数据选择合适的图、表呈现并加以分析。制表格时,将观察的项目列在表内左侧,右侧顺序填写各项结果变化数值,亦可简要说明;绘图时,以横轴表示各种刺激条件,纵轴表示所发生的各种反应,坐标轴要适当注解,包括剂量单位等。表格须有标题,并注明数据的单位;图下应注明实验条件、实验名称等信息。需作统计学处理的实验数据,应按相应的统计学方法处理后,才能对实验结果进行评价。

五、实验报告撰写要求

1. 按照每一实验的具体要求，认真写出实验报告。写报告应注意文字简练、通顺、书写清楚、整洁，正确使用标点符号。

2. 实验报告必须按时完成。

3. 注明姓名、班级、学号、组别、日期、实验序号与题目。

4. 明确实验目的，掌握实验原理。

5. 列出实验材料，包括器材、药品、实验对象等。

6. 实验方法，一般可以简写。

7. 实验结果　这是实验中最重要的部分。应将实验过程中所观察的现象，正确详细地叙述。实验中的每次观察都应随时做原始记录。实验结束后，根据记录填写实验报告，不可单凭记忆，否则容易发生错误和遗漏。

8. 讨论和结论　实验报告的讨论力求简明扼要、严肃认真，应体现创新性，不应盲目抄袭书本上的材料或抄袭别人的报告。推荐以下几种写法：①围绕自己的实验结果分析。不用本次实验条件所限无法看到或无法推论的书本理论进行分析解释，只就本次实验做出客观的符合本次实验条件的结论，在本次实验中未能得到充分证据的理论分析不写入结论。②根据实验所见和结果，用已知的理论和知识进行解释和推理分析。③结果与所学理论不符合时，如实写入实验报告中，分析可能的原因；同时借鉴参考其他实验组或班级的实验结果写出讨论和结论。④根据实验特点，也可采用自己认为合适的方法。

以下为实验报告的一般格式：

生理学实验报告

姓名：　　　　班级：　　　　学号：　　　　组别：　　　　日期：

实验序号与题目：

实验目的：

实验原理：

实验对象：

实验器材及药品：

实验方法：

实验结果：

讨论和结论：

（郭　丽）

实验一 | 红细胞的渗透脆性

【实验目的】

1. 学会家兔耳缘静脉注射、麻醉、颈总动脉采血等方法；学会配制不同浓度的低渗盐溶液。

2. 了解红细胞渗透脆性的测定方法；通过测定红细胞膜对不同低渗溶液的渗透抵抗力，即测定正常动物红细胞的渗透脆性，从而加深对血浆晶体渗透压作用的理解。

【实验准备】

1. **药品** 1% NaCl 溶液、蒸馏水、3.8% 枸橼酸钠溶液。
2. **器材** 小试管、2ml 吸管、5ml 注射器、试管架、橡皮球、棉签等。

【实验对象】 家兔

【实验方法与实验项目】

（一）实验方法

1. **溶液配制** 取小试管 10 支，编号后依次排列在试管架上，按实验表 -1 将 1% NaCl 溶液用蒸馏水稀释成不同浓度的低渗溶液，每管溶液均为 2ml。

实验表 -1 溶液配制

试管编号	1	2	3	4	5	6	7	8	9	10
1%NaCl 溶液 /ml	1.40	1.30	1.20	1.10	1.00	0.90	0.80	0.70	0.60	0.50
蒸馏水 /ml	0.60	0.70	0.80	0.90	1.00	1.10	1.20	1.30	1.40	1.50
NaCl 溶液 /%	0.70	0.65	0.60	0.55	0.50	0.45	0.40	0.35	0.30	0.25

2. **采取血液** 用 5ml 注射器抽取 3.8% 枸橼酸钠溶液 0.2ml，从兔颈总动脉取血 2ml，并在上列试管中各加入大小相等的血液 1 滴，然后用拇指堵住试管口，将试管慢慢倒置 1~2 次，使血液与管内盐水混合均匀，静置 1h。

3. **溶血现象** 试管内液体下层为混浊红色，上层为无色或极淡色的液体，说明红细胞未发生破裂溶血；试管内液体下层为混浊红色，上层为透明红色，说明有部分红细胞发生破裂溶血,此时盐溶液的浓度,即为红细胞对低渗液的最小抵抗力(即红细胞的最大脆性);试管内液体完全变成透明红色,说明红细胞全部破裂溶血。引起红细胞最先全部破裂溶血的盐溶液浓度,即为红细胞对低渗液的最大抵抗力(即红细胞的最小脆性)。

(二)实验项目与观察

按各试管液体分层及颜色和透明度判断红细胞破裂溶血情况,记录各种现象发生时的盐溶液浓度范围。

【注意事项】

1. 配制的各种 NaCl 溶液必须准确。
2. 各管中加入的血滴大小应尽量相等。
3. 混匀时轻轻倾倒 1~2 次,减少机械震动,避免人为溶血。
4. 应在光线明亮处判定结果。

实验二 | 血液凝固和影响血液凝固的因素

【实验目的】

1. 观察血液凝固现象和影响血液凝固的因素。
2. 加深对血液凝固机制和临床上促凝与抗凝措施的理解。

【实验准备】

1. 药品　肝素、3.8% 枸橼酸钠溶液、10% 草酸钾溶液、2% $CaCl_2$ 溶液、生理盐水、碎冰块、棉花、液体石蜡、20ml 注射器、10ml 注射器、5 号针头、清洁小试管、50ml 小烧杯、100ml 烧杯、试管架、细试管刷、秒表、滴管、动脉夹、塑料动脉插管、20% 氨基甲酸乙酯等。

2. 器材　恒温水浴箱、哺乳动物手术器械、兔手术台。

【实验对象】　家兔

【实验方法与实验项目】

（一）实验方法

1. 兔颈总动脉插管采血　从兔耳缘静脉缓慢注入 20% 氨基甲酸乙酯（5ml/kg），待其麻醉后仰卧位固定于手术台上。剪去颈部的毛，沿正中线切开颈部皮肤约 5~7cm，分离皮下组织和肌肉，暴露气管，在气管两侧的深部找到颈总动脉，分离出一侧颈总动脉，远心端用丝线结扎阻断血流，近心端夹上动脉夹，用眼科剪作一斜切口，向心脏方向插入动脉插管，用丝线固定。需放血时开启动脉夹即可。

2. 抗凝全血制备　预先在 50ml 烧杯内加入 3.8% 枸橼酸钠溶液 2ml，然后从颈总动脉放血 15~20ml 置入烧杯。

3. 观察血液凝固　取 50ml 小烧杯 2 个，从颈总动脉放血，每个烧杯放入 10~20ml 血液，一个烧杯静止不动，另一个用细试管刷搅拌 1~2min。

4. 影响血凝的因素　取小试管 7 支并做好标记，按下表准备各实验条件，然后立即混匀并开始计时，每隔 15s 倾斜一次，观察血液是否凝固，至血液成为凝胶状不再流动为止，记录各管血液凝固所用的时间（实验表 -2）。

实验条件	凝血时间 /min
试管 1 加抗凝血 1ml, 加 2% CaCl$_2$ 溶液 2 滴, 置于室温下作对照管	
试管 2 放少许棉花, 加抗凝血 1ml, 加 2% CaCl$_2$ 溶液 2 滴	
试管 3 用液体石蜡润滑试管内壁, 加抗凝血 1ml, 加 2% CaCl$_2$ 溶液 2 滴	
试管 4 加肝素 8U, 加抗凝血 1ml, 加 2% CaCl$_2$ 溶液 2 滴	
试管 5 加 10% 草酸钾溶液 2 滴, 加抗凝血 1ml, 加 2% CaCl$_2$ 溶液 2 滴	
试管 6 加抗凝血 1ml, 加 2% CaCl$_2$ 溶液 2 滴后置于冰水混合物中	
试管 7 加抗凝血 1ml, 加 2% CaCl$_2$ 溶液 2 滴后置于 37℃ 水浴箱中	

(二) 实验项目与观察

1. 观察小烧杯中血液是否凝固, 用清水冲洗小试管刷, 观察上面留下了什么。

2. 记录上述 7 支试管在各种条件下的凝血时间, 进行比较并分析其原因。

3. 实验结果与对照组对比, 加棉花管、37℃ 水浴管凝血速度是否加快? 冰水管、加液体石蜡管凝血速度是否减慢? 加肝素管、加草酸钾管是否发生血液凝固?

【注意事项】

1. 试管口径的大小应一致, 在血量相同的情况下, 口径越大凝血速度越慢。

2. 试管编号必须记清楚, 准备好各试管按顺序连续加血。

3. 每管所加的血量要准确, 否则将影响凝血时间。

4. 每管凝血时间的计时应从 CaCl$_2$ 放入该管开始。

实验三 | ABO 血型鉴定

【实验目的】

1. 掌握玻片法鉴定 ABO 血型的原理和方法。
2. 认识红细胞凝集现象，并能够根据凝集反应结果判定血型。

【实验准备】

1. 药品　抗 A 血型定型试剂（抗 A 血清）、抗 B 血型定型试剂（抗 B 血清）、双凹载玻片、采血针、棉球、消毒棉签、吸管、小试管、试管架、生理盐水、75% 酒精（或碘伏）。
2. 器材　显微镜。

【实验对象】　人

【实验方法与实验项目】

（一）实验方法

1. 原理　在 ABO 血型系统，根据红细胞膜上是否含有 A、B 抗原而将人类血型分为 A 型、B 型、AB 型和 O 型 4 种类型。血型鉴定是将受试者的红细胞悬液分别加入抗 A 血清和抗 B 血清中，观察有无凝集反应，根据凝集反应的结果，确定红细胞膜上 A 或 B 抗原的类型，从而确定血型。

2. 步骤

（1）在双凹载玻片的两端，分别标明"A"与"B"字样，在 A 端和 B 端分别滴加抗 A 血清和抗 B 血清 1~2 滴。

（2）用 75% 酒精（或碘伏）棉签消毒无名指指腹，待酒精（或碘伏）干后，用采血针迅速刺入皮肤，深 2~3mm，进针和出针速度要快，血液可自行流出。如血液过少或不出血，可在针口近端稍加挤压，让血液流出，滴 1~2 滴血于盛有 1ml 生理盐水的小试管中，混匀制成红细胞悬液。

（3）用吸管吸取红细胞悬液，在双凹载玻片两端血清中各滴 1~2 滴，用牙签将红细胞悬液与血清充分混匀，（注意严防两种血清接触）。

（4）5~10 分钟后用肉眼观察有无凝集现象发生。

(二) 实验项目与观察

根据实验表 -3 判定血型。

实验表 -3　ABO 血型鉴定结果判定

血型	抗 A 血清	抗 B 血清
A 型	+	−
B 型	−	+
AB 型	+	+
O 型	−	−

注：+ 表示凝集，− 表示未凝集。

【注意事项】

1. 实验用具严格消毒，消毒采血针应一人一针。

2. 每次用吸管滴加红细胞悬液后应立即将吸管冲洗干净，切不可交叉使用，以免干扰结果。

3. 双凹载玻片应清洗干净，以免出现假阳性。

4. 肉眼看不清凝集现象时，在低倍显微镜下观察。

5. 取血切勿过多，以防在血清中形成团块，影响判断结果。

（王　腾　许秀娟）

实验四 | 心音听诊

【实验目的】

1. 掌握心音听诊方法、部位。
2. 能够分析正常心音的特点及其产生原理。

【实验准备】 听诊器

【实验对象】 人

【实验方法与实验项目】

（一）实验方法

1. 受试者取坐位或卧位，解开上衣，裸露前胸。检查者可坐在受试者对面或在受试者卧床的右侧站立。

2. 检查者手持听诊器，使耳件的弯曲方向与外耳道一致（向前弯曲），将听诊器耳件置于外耳道，听诊器胸件则用右手拇、食、中指轻持，紧贴受试者胸壁听取心音。心前区胸壁上的任何部位皆可听到两个心音 S1 和 S2。

（二）实验项目

1. 按二尖瓣、肺动脉瓣、主动脉瓣及三尖瓣听诊区，逆时针顺次在各瓣膜听诊区仔细听诊两个心音 S1 和 S2，并仔细区分二者的特点。各瓣膜听诊区的位置如下：

（1）二尖瓣（左房室瓣）听诊区：左锁骨中线第五肋间稍内侧部（心尖部）。

（2）肺动脉瓣听诊区：胸骨左缘第二肋间。

（3）主动脉瓣听诊区：第一听诊区为胸骨右缘第二肋间，第二听诊区为胸骨左缘第三肋间。

（4）三尖瓣（右房室瓣）听诊区：胸骨右缘第四肋间或胸骨剑突下。

2. S1 和 S2 的鉴别法

（1）S1 音调低，持续时间长；S2 音调高，持续时间较短。

（2）S1 与 S2 间隔时间较短，S2 与下一次 S1 之间的间隔时间较长。

【注意事项】

1. 室内环境保持安静。
2. 听诊器胸件放于听诊部位，力度适宜，不宜过重或过轻。
3. 避免隔着衣服听诊，以防衣服和听诊器摩擦音的干扰。

实验五 | 血压测量

【实验目的】

1. 掌握人体动脉血压的测定方法、正常值及其生理波动。
2. 了解间接测定动脉血压的原理。

【实验准备】 听诊器、水银血压计

【实验对象】 人

【实验方法与实验项目】

（一）实验方法

1. 观察血压计的结构，学习使用方法。

2. 测定准备

（1）受试者在安静状态下处于坐位或卧位，脱去一侧衣袖。检查者将血压计橡皮球上的螺丝帽松开，排出袖带内残留气体，然后旋紧螺丝帽。

（2）受试者前臂平放，掌心向上，前臂保持与心脏位置等高。检查者将袖带缠于受试者上臂，松紧适宜，袖带下缘应位于肘关节上 2cm 处。

（3）检查者戴好听诊器（耳件弯曲方向应与外耳道一致），在受试者肘窝内侧触及肱动脉搏动，并将听诊器胸件置于此处。

（二）实验项目

1. 测量收缩压及舒张压

（1）检查者挤压橡皮气球将空气打入袖带内，使血压表上水银柱逐渐上升，直到听诊器内听不到脉搏音时，继续打气使水银柱再上升 20~30mmHg。松开气球螺丝帽，缓慢放气，使袖带内压降低。在水银柱缓降的同时仔细听诊，当听到第一声微弱的"崩崩"样脉搏音时，此时血压表上显示的水银柱刻度即为收缩压。

（2）继续缓缓放气，这时声音先由低变高，而后由高突然变低，最后完全消失。当声音由高突然变低或者突然消失的瞬间，血压表上所示水银柱刻度即为舒张压。

2. 重复测定 3 次取平均值，以收缩压/舒张压表示。

【注意事项】

1. 环境保持安静，受试者尽量放松。
2. 手臂、血压计的位置必须与心脏水平等高。
3. 袖带缠缚松紧适度，听诊器的胸件禁止塞在袖带下。
4. 重复测定血压时，每次测量前要将袖带里的气体排净。

实验六 ｜ 家兔动脉血压调节

【实验目的】

1. 学习哺乳动物动脉血压的直接测量方法。
2. 观察神经和体液因素对心血管活动的调节。

【实验准备】

1. 物品　家兔、20% 氨基甲酸乙酯、1 000U/ml 肝素生理盐水、1∶10 000 去甲肾上腺素溶液、生理盐水、有色丝线、纱布、脱脂棉。

2. 器械　哺乳类动物手术器械、兔手术台、生物机能实验系统、压力换能器、电刺激器、保护电极、照明灯、铁支架、双凹夹、烧瓶夹、试管夹、气管插管、动脉夹、三通开关、动脉导管、放血插管、注射器（1ml，5ml，20ml）。

【实验对象】　家兔

【实验方法与实验项目】

（一）实验方法

1. 连接实验仪器装置　压力换能器固定在铁支架上，换能器的位置需大致与心脏在同一水平。经三通开关将动脉导管与压力换能器正中的一个输入接口相接。压力换能器的输入信号插头连接于生物机能实验系统的信号放大器输入盒的某通道。将注射器连接三通开关，将压力换能器及动脉导管内注满肝素生理盐水，使气泡排出，然后关闭三通开关备用。压力换能器需事先定标。

将刺激电极输入端与生物机能实验系统或电刺激器的刺激输出口相连，将刺激电极输出端与保护电极相连。

2. 打开计算机启动生物机能实验系统，点击菜单"实验/实验项目"，按计算机提示逐步进入动脉血压记录的实验项目（可根据实验实际情况调整各参数）。

3. 手术

（1）动物的麻醉与固定：按 5ml/kg 的剂量，将 20% 氨基甲酸乙酯由耳缘静脉缓慢注入。待动物麻醉后，以仰卧位固定于手术台上。

（2）气管插管：剪去颈部的毛发，做 5~7cm 的颈部正中线皮肤切口。依次分离皮下组织及肌肉,暴露并分离气管。在气管下方穿一丝线,做甲状软骨下方 1~2cm 处的倒 T 形切口,插入气管插管,丝线结扎固定。

(3) 分离颈部神经和血管:辨别并分离气管两侧颈总动脉、迷走神经、交感神经和减压神经。其中,迷走神经最粗,交感神经次之,减压神经最细,多与交感神经紧贴在一起。以不同颜色的丝线分别穿在各神经下方备用。分离时避免过度牵拉神经,随时注意用生理盐水湿润,颈总动脉下方应穿两条线备用。

(4) 动脉插管:经耳缘静脉注射肝素(1 000U/kg)以抗血凝。在动脉远心端距动脉夹约 3cm 处结扎,并在左侧颈总动脉的近心端放置动脉夹。用小剪刀在结扎线的近心端剪一小口,向心脏方向插入动脉插管,用线结扎固定。

(5) 记录血压:启动生物机能实验系统进入测量状态。小心松开动脉夹,即可记录动脉血压曲线。

(二) 实验项目

1. 观察正常血压曲线 识别血压波的一级波和二级波,有时可见三级波。

2. 夹闭颈总动脉 利用动脉夹夹闭右侧颈总动脉 15s,观察此时血压的变化。

3. 电刺激减压神经 设置串刺激,刺激减压神经,观察血压的变化。在神经中部进行双结扎,然后在中间剪断,分别刺激其中枢端与外周端,观察血压的变化。

4. 电刺激迷走神经 结扎后剪断右侧迷走神经,然后电刺激其外周端,观察血压的变化。

5. 由耳缘静脉注入 1 : 10 000 去甲肾上腺素 0.3ml,观察血压的变化。

6. 放血、补液 从右侧颈总动脉插管处放血 20~50ml,观察此时血压的变化,然后迅速补充 20~50ml 生理盐水(37℃),观察血压的变化。

【注意事项】

1. 麻醉药注射量要准确,速度要缓慢,同时注意呼吸状态,防止过量引起动物死亡。实验时间过长,如动物苏醒挣扎,可补充适量麻醉药。

2. 保持动脉插管与动脉方向始终一致,以防刺破血管或引起压力传递障碍。

3. 在每项实验开始前要有对照记录,要标记并注释施加条件。

4. 注意保护神经,禁止过度牵拉,应经常保持湿润。

5. 注意保护耳缘静脉,防止堵针或跑针。

6. 最后观察项目因放血后血压降低,导致血管充盈不良,静脉穿刺困难,所以应在放血前做好补液准备。

(刘 娜 杨 坦 王 媛 汤小秀)

实验七 | 呼吸运动的调节

【实验目的】

1. 能熟练进行家兔耳缘静脉注射麻醉。

2. 根据观察呼吸运动曲线，解释 PO_2、PCO_2 及 H^+ 对呼吸运动的影响，加深理解呼吸运动的调节机制。

【实验准备】

1. 药品 20% 氨基甲酸乙酯溶液、3% 乳酸溶液、0.9% NaCl 溶液。

2. 器材 哺乳类动物手术器械、兔手术台、气管插管、注射器（20ml，5ml）、呼吸换能器、计算机生物信号采集系统、刺激器、CO_2 球胆、钠石灰瓶、50cm 长的橡皮管、纱布及线等。

【实验对象】 家兔

【实验方法与实验项目】

（一）实验方法

1. 手术

（1）麻醉和固定：家兔称重后，用 20% 氨基甲酸乙酯按 5ml/kg 体重的剂量沿兔耳缘静脉缓慢注射，待动物麻醉后，取仰卧位将兔固定于手术台上。

（2）气管插管：颈部剪毛，沿颈部正中切开 5~7cm 纵行切口，用止血钳钝性分离皮下组织和浅层肌肉，暴露气管穿线备用。在气管甲状软骨下做一倒 T 形切口，用干棉球擦净气管内的血液和分泌物，随后插入 Y 形气管插管，用棉线将气管插管结扎固定。

（3）分离迷走神经：颈部分离出两侧迷走神经，在神经下穿线备用。手术完毕后用温热生理盐水纱布覆盖手术创口。

（4）将气管插管一侧开口与呼吸换能器连接起来。

2. 连接实验仪器装置。

（二）实验项目与观察

1. 平静呼吸 描记正常呼吸运动曲线，作为对照，认清曲线与呼吸运动的关系。

2. 用力呼吸 在吸气末和呼气末，分别夹闭气管插管两侧管，此时动物虽用力呼吸，但不能呼出肺内气体或吸入外界气体，处于憋气的用力呼吸状态。观察和记录此时呼吸运动的最大幅度。

3. 增加吸入气中二氧化碳浓度　将装有CO_2的球胆插入气管插管的侧管，松开球胆的夹子，使部分CO_2随吸气进入气管，观察呼吸运动的变化。

4. 低氧　将气管插管一侧管与钠石灰瓶相连，观察呼吸运动的变化。

5. 增大无效腔　将50cm长的橡皮管连接于气管插管的侧管上，观察呼吸运动的变化。

6. 血液中酸性物质增多　沿兔耳缘静脉快速注入3%乳酸2ml，观察其对呼吸运动的影响。

7. 迷走神经在呼吸运动中的作用　描记一段对照呼吸曲线后，先切断一侧迷走神经，观察呼吸运动的变化；再切断另一侧迷走神经，观察呼吸运动的变化。在此基础上，观察用中等强度电流刺激一侧迷走神经中枢端，呼吸运动有何变化。

【注意事项】

1. 手术过程中，应避免伤及主要血管（如颈总动脉、颈外静脉等），以防出血。同时，注意插管前将气管分泌物清理干净。

2. 每观察一个实验项目前均应有正常描记曲线作为对照。每项观察时间不宜过长，出现效应后要立即去掉施加因素，待呼吸运动恢复正常后再进行下一项实验。

3. 经耳缘静脉注射乳酸时，注意不要刺穿静脉，以免乳酸外漏，引起动物躁动。电极刺激迷走神经中枢端之前，一定要调整好刺激强度，以免因刺激强度过强而造成动物全身肌肉紧张，发生屏气，影响实验结果。

4. 注射麻醉剂速度要缓慢，千万不可过量，以动物麻醉后的表现为主要用量依据（动物麻醉后表现为呼吸缓慢，肌张力下降，角膜反射消失）。

（潘　丽　何巧玉）

实验八 | 胃肠运动的观察

【实验目的】

1. 学会家兔耳缘静脉注射、腹部手术等基本技能操作。

2. 观察胃、小肠的运动形式,掌握各种因素对胃肠活动的影响。

3. 提高学生对生命的敬畏,爱护动物,在实践中培养学生的动手能力和团结合作的能力。

【实验准备】

1. **药品** 20%氨基甲酸乙酯溶液、1:10 000乙酰胆碱、1:10 000去甲肾上腺素、新斯的明注射液、阿托品注射液、生理盐水。

2. **器材** 哺乳类动物手术器械一套、兔手术台、电子刺激器、保护电极、注射器。

【实验对象】 家兔

【实验方法与实验项目】

(一)实验方法

1. **麻醉** 称重后用20%氨基甲酸乙酯溶液,静脉麻醉,按体重(5ml/kg)给药,耳缘静脉缓慢注射。

2. **固定** 检验麻醉成功后,将家兔仰卧固定在兔手术台上。

3. **切开皮肤** 剪掉腹部中线周围的兔毛,从剑突下沿腹壁正中切开皮肤,暴露腹白线,再沿腹白线切开腹壁,暴露胃和肠。

4. **分离神经** 在膈下食管的前方找出迷走神经前支分离后穿线,套以保护电极。用温生理盐水纱布将肠管推向右侧,在左侧肾上腺上方分离出内脏大神经穿线,并套以保护电极。

(二)实验项目与观察

1. 观察正常情况下胃肠的运动形式和紧张度。

2. 用电刺激器刺激膈下迷走神经,观察胃肠运动有何变化。可反复刺激直至出现明显反应。

3. 调节电刺激的频率、强度,刺激内脏大神经,观察胃肠运动有何变化。

4. 在胃和小肠上各滴加 5~10 滴 1∶10 000 乙酰胆碱溶液，观察胃肠运动有何变化，出现反应后立即用生理盐水冲洗。

5. 在胃和小肠上各滴加 5~10 滴 1∶10 000 去甲肾上腺素，观察胃肠运动的变化，出现反应后立即用生理盐水冲洗。

6. 耳缘静脉注射新斯的明 0.2~0.3mg，观察胃肠运动有何变化。

7. 在新斯的明作用的基础上，由耳缘静脉注射阿托品 0.5~1.0mg，观察胃肠运动有何变化。

【注意事项】

1. 麻醉药不宜过量。电刺激强度应适中。

2. 实验过程中，随时用温盐水纱布湿润暴露肠管，防止器官干燥及腹腔温度下降。

（刘 娜 杨桂染）

实验九 | 人体体温测量

【实验目的】

1. 掌握人体体温的测量方法，比较运动前后体温的变化。
2. 加深理解影响人体体温的各种生理因素以及体温相对稳定的意义。
3. 提高学生对生命的敬畏之情，在实践中培养学生的动手能力和团结合作的能力。

【实验准备】

1. 物品　75%酒精棉球、干棉球、记录表格、有盖消毒盒（盛消毒体温计用）。
2. 器材　普通水银体温计。

【实验对象】　人

【实验方法与实验项目】

（一）实验方法

1. **体温计分类**　体温一般指人体深部的平均温度，通常测量体温的部位有口腔、腋窝和直肠，尤以测量口腔和腋窝温度最常用。普通水银体温计是由带刻度的真空毛细玻璃管构成。临床使用的体温计有腋温表、口温表和肛温表三种，其中腋温表和口温表的水银端较细长，有利于测温时扩大接触面积，而肛温表的水银端较粗短，可防止插入肛门时折断或损伤直肠黏膜。

2. **体温计读数方法**　体温计上标有刻度，范围是 35~42℃，每一小格表示 0.1℃，一般 37℃处有特殊标记。每次测量体温完毕，取出读数时一手捏住体温计尾部，使视线与体温计刻度面保持同一水平，读取体温具体数值。

3. **腋温测量法**　此法是临床上最常用的人体体温测量方法，且不易发生交叉感染。测量时，将体温计的水银端放于保持干燥的腋窝顶部，嘱被检者用上臂夹紧体温计，保持腋窝密闭，10min 后取出，读数，正常值为 36.0~37.0℃。

4. **口温测量法**　先用 75%酒精棉球消毒体温表，再用干棉球擦干。将体温计水银端放于舌下，闭口，5min 后取出，擦干，读数，正常值为 36.3~37.2℃。

5. **肛温测量法**　体温计常规消毒处理后，再均匀涂上一层润滑剂，嘱被检者取侧卧位，将体温计缓慢插入直肠 6cm 以上，5min 后取出，擦干读数，正常值为 36.5~37.7℃。

（二）实验项目与观察

1. 每小组 2 人，相互用口温测量法和腋温测量法测量安静时的体温各 1 次，读数后记录。

2. 室外运动 5min 后，立即回室内测量口腔和腋下温度各 1 次，读数后记录。

3. 比较同一人，同一部位运动前后体温有何变化。将以上两种状态下的体温，记录在实验表 -4 内。

实验表 -4　不同状态下的体温

部位	安静状态	运动后
腋温 /℃		
口温 /℃		

【注意事项】

1. 测量腋窝温度时，要注意腋窝处保持干燥；测量口腔温度时，应注意进食、饮水及经口呼吸等因素的影响。

2. 体温计用完之后，用 75% 的酒精消毒。

3. 读数时，注意不要用手拿捏或触碰体温计水银端，以免影响测量结果。

（黄维琳）

实验十 | 影响尿生成的因素

【实验目的】

1. 掌握家兔输尿管插管和尿量测定的方法。
2. 观察和分析各种因素对尿生成的影响。
3. 能运用相关理论知识解释与分析实验结果。

【实验准备】

1. 物品　哺乳类动物手术器械 1 套、兔手术台、记滴器、注射器和针头、输尿管插管等。
2. 药品　20% 氨基甲酸乙酯、20% 葡萄糖、垂体后叶激素（抗利尿激素）注射液、肾上腺素、呋塞米等。

【实验对象】　家兔

【实验方法与实验项目】

一、实验方法

1. 麻醉、固定　家兔称重，在家兔耳缘静脉注射 20% 氨基甲酸乙酯（5ml/kg），全身麻醉后取仰卧位固定于兔手术台上。
2. 颈部手术　颈部剪毛，切开皮肤和皮下组织，分离气管，行气管插管术。分离左侧颈总动脉，行左侧颈总动脉插管术，连接压力换能器，记录动脉血压变化。
3. 腹部手术　沿耻骨联合正中线作一长约 4cm 的切口，小心将膀胱轻拉到腹壁外，仔细辨认并分离双侧输尿管，在近膀胱侧用丝线结扎输尿管，靠近结扎处，在管壁向肾侧剪一小切口，插入输尿管插管并结扎固定，计算尿液流量（滴 / 分）。

二、观察项目

1. 记录正常的动脉血压和尿量（滴 /min）。
2. 耳缘静脉注射肾上腺素 0.5ml，连续观察 5min 尿量变化和血压的变化。
3. 耳缘静脉注射 20% 葡萄糖 15ml，观察记录尿量和血压的变化。

4. 耳缘静脉注射垂体后叶激素 3 单位，观察记录尿量和血压的变化。

5. 耳缘静脉注射呋塞米 1ml，观察记录尿量和血压的变化。

6. 颈总动脉放血，将血压降至 50~60mmHg，观察记录尿量的变化。

【注意事项】

1. 本实验观察指标较多，应做好分工，最好每人负责观察并记录一项指标。

2. 手术操作应轻柔、准确，减少手术性出血和不必要的创伤。

【讨论与思考】

1. 本实验中各干预因素导致尿量发生什么变化？作用机制是什么？

2. 静脉注射 20% 葡萄糖 15ml 为什么会出现糖尿？

（李新爱　周　华）

实验十一 | 瞳孔对光反射

【实验目的】

学会瞳孔对光反射的检查方法。

【实验准备】 手电筒、遮眼板。

【实验对象】 人

【实验方法与实验项目】

1. 在光线较暗处，先观察受试者两眼瞳孔大小，然后用手电筒照射受试者一侧眼，立即观察受照眼瞳孔直径的变化。停止照射后再观察瞳孔的变化。

2. 用遮眼板沿鼻梁将两眼视野分开，让受试者两眼直视远方，再用手电筒照射一侧眼，观察另一侧眼的瞳孔是否也缩小（互感性对光反射）。

【注意事项】

受试者应注视 5m 远以外处，不可注视灯光，否则可引起辐辏反应，影响检查结果。

实验十二 │ 视力检查

【实验目的】

学会视力的测定方法。

【实验准备】 国际标准视力表、遮眼板、指示棒、米尺。

【实验对象】 人

【实验方法与实验项目】

1. 将视力表悬挂在光线充足均匀的场所,高度适当,应使视力表的 1.0 行与受检者的眼睛位于同一高度。

2. 两眼分别检查,一般是先右后左(先检查裸眼视力,后检查矫正视力)。检查一眼时,须以遮眼板将另一眼完全遮住。

3. 检查时,让受试者先看清最大一行标记,如能辨认,则自上而下,由大至小,逐级将较小标记指给受试者看,直至查出能清楚辨认的最小一行标记。受试者读出每个视标的时间不得超过 5 秒。若估计受试者视力尚佳,则不必由最大一行标记查起,可酌情由较小字行开始。

4. 如果受试者仅能辨认表上最大的"0.1"行 E 字缺口方向,就记录视力为"0.1";如辨认"0.2"行 E 字缺口方向,则记录为"0.2",以此类推。能认清"1.0"行或更小的行次者,即为正常视力。

【注意事项】

遮眼板遮眼时勿压迫眼球,且应将另一眼完全遮住。

实验十三 | 色盲检查

【实验目的】

学会检查色觉的方法

【实验准备】 色觉检查图

【实验对象】 人

【实验方法与实验项目】

1. 在明亮弥散光下（日光不可直接照到图上），展开色觉检查图。

2. 受试者双眼以距离图面 60~80cm 为标准，但也可参照具体情况酌情予以增加和缩短，不能超过 50~100cm 范围。

3. 一般先用"示教图"教以正确读法。如受试者已知读法，就可任选一组让其读出图上数字或图形，愈快愈好，一般 3s 就可得答案，最长不得超过 10s。

【注意事项】

色觉有可疑者，应稍事停顿后再检查。

实验十四 | 声波传导检查

【实验目的】

1. 学会测定声音传导途径的方法。
2. 比较声音的气传导和骨传导的异同,学习鉴别听力障碍的方法。

【实验准备】 音叉、橡皮锤、棉球

【实验对象】 人

【实验方法与实验项目】

1. 比较同侧耳的气传导和骨传导(林纳试验)

(1)室内保持安静,受试者取坐位,检查者敲响音叉后,立刻将音叉柄置于受试者一侧颞骨乳突部,此时受试者可听到音叉响声,以后声音逐渐减弱。

(2)当受试者刚听不到声音时,立即将音叉移至距外耳道口 2.5cm 处,则受试者又可重新听到响声。反之,先置音叉于外耳道口处,当听不到响声时立刻将音叉柄置于受试者颞骨乳突部,受试者仍听不到声音。这说明正常人气传导时间比骨传导时间长,临床上称林纳试验阳性。

(3)用棉球塞住同侧耳孔,重复上述操作,则气导时间缩短,等于或小于骨导时间,临床上称林纳试验阴性。

2. 比较两耳骨传导(韦伯试验)

(1)检查者敲响音叉后置于受试者前额正中发际处,注意两耳听到的声音强度是否相等。

(2)用棉球塞住受试者一侧外耳道口,重复上项操作,询问受试者哪一侧声音较响。

【注意事项】

1. 敲响音叉,用力不要过猛,切忌在坚硬物体上敲打,以免损坏音叉。
2. 敲击音叉的部位在距离音叉枝外端1/3处。
3. 音叉置于外耳道口时,应使振动方向正对向外耳道口,注意音叉枝勿触及耳郭或头发。

(张丽勇)

实验十五 ｜ 人体腱反射检查

【实验目的】

1. 能熟练进行人体腱反射的检查。
2. 能够观察腱反射，并对反射强度进行判断。

【实验准备】

器材：治疗椅、治疗床、叩诊锤。

【实验对象】 人

【实验方法与实验项目】

1. 基本要求　受试者应充分合作，避免精神紧张，四肢肌肉放松。

2. 肱二头肌反射　受试者端坐位，前臂屈曲。检查者用左手托住受试者右肘部，左前臂托住受试者的前臂，并以左手拇指按于受试者的右肘部肱二头肌肌腱上，然后用叩诊锤叩击检查者自己的左拇指。正常反应为肱二头肌收缩，表现为前臂呈快速的屈曲动作。反射中枢在颈髓5~6节。

3. 肱三头肌反射　受试者上臂稍外展，前臂及上臂半屈成90°。检查者以左手托住其前臂，然后用叩诊锤轻叩尺骨鹰嘴上方1~2cm处的肱三头肌肌腱。正常反应为肱三头肌收缩，表现为前臂呈伸展运动。反射中枢在颈髓6~7节。

4. 桡骨膜反射　受试者前臂半屈半旋前位，检查者以左手托住其前臂，并使腕关节自然下垂，用叩诊锤叩击桡骨茎突，可引起肱桡肌收缩，发生屈肘和前臂旋前动作。反射中枢在颈髓5~6节。

5. 膝反射　受试者取坐位，双小腿自然下垂悬空。检查者以右手持叩诊锤，轻叩髌骨下股四头肌肌腱。正常反应为伸小腿动作。反射中枢在腰髓2~4节。

6. 跟腱反射　受试者仰卧，膝关节屈曲，下肢外旋外展位。检查者左手将受试者足部背屈呈直角，以叩诊锤轻叩跟腱。正常反应为腓肠肌收缩，足向跖面屈曲。反射中枢在骶髓1~2节。

【注意事项】

1. 受检者不要紧张，肢体肌肉放松。
2. 检查者动作轻柔，每次叩击的部位要准确，叩击的力度要适中。
3. 两侧肢体要对比检查。

实验十六 | 反射弧分析

【实验目的】

1. 通过对脊蛙屈肌反射的观察，分析反射弧的组成部分。
2. 探讨反射弧的完整性与反射活动的关系。

【实验准备】

1. 药品　1%硫酸溶液。
2. 器材　铁架台、蛙板、玻璃分针、平皿、烧杯、滤纸片、纱布、探针、组织钳、手术剪刀、眼科镊。

【实验对象】　蟾蜍或青蛙

【实验方法与实验项目】

一、实验方法

1. 制备脊蛙。取蟾蜍一只，用自来水冲洗干净。左手握住蟾蜍，右手持探针从枕骨大孔垂直刺入，然后向前刺入颅腔，左右搅动，捣毁脑组织。
2. 用组织钳夹住蟾蜍的下颌，将其悬挂在铁架台上。

二、实验项目

1. 将浸有1%硫酸的滤纸片贴于蟾蜍左后肢脚趾上，观察左后肢是否出现屈肌反射。
2. 在左后肢趾关节上作一个环形皮肤切口，将切口以下的皮肤全部剥除，再将浸有1%硫酸的滤纸片贴于该脚趾上，观察左后肢是否出现屈肌反射。
3. 将浸有1%硫酸的滤纸片贴在蟾蜍的右后肢脚趾上，观察右后肢是否出现屈肌反射。
4. 将蟾蜍背位向上固定于蛙板上，剪开蟾蜍右侧大腿部皮肤，在坐骨神经沟内找到坐骨神经并剪断，再将浸有1%硫酸的滤纸片贴于右后肢脚趾上，观察右后肢是否出现屈肌反射。
5. 将浸有1%硫酸的滤纸片贴在蛙的腹部，观察肢体反应。

6. 用探针捣毁蟾蜍的脊髓后,再重复步骤 5, 观察有何反应。

7. 将实验结果及讨论填入实验表 -5:

实验表 -5　实验结果分析

实验步骤	有无反射	讨论
1% 硫酸滤纸片贴于左后肢脚趾上		
剥除左后肢趾关节皮肤		
贴于右后肢的脚趾上		
剪断右侧坐骨神经		
贴在腹部		
捣毁脊髓		

【注意事项】

1. 硫酸滤纸片刺激的部位应限于一个脚趾,面积大小一致。

2. 每次用硫酸刺激蟾蜍的皮肤后,都应迅速用自来水清洗,以清除皮肤上残存的硫酸,并用纱布擦干,避免硫酸被稀释。

3. 剥脱脚趾皮肤要完全,若残留皮肤会影响实验结果。

（张承玉　张　鹏）

第二篇

生理学辅导与练习

第一章 | 绪 论

第一部分 学习小结

一、概述

（一）生理学的研究对象及任务

生理学是生物科学的分支，是研究生物体生命活动规律的一门科学。其任务主要是研究正常人体及其各部分的功能，包括各种正常的生命现象、活动规律、产生机制及机体内、外环境变化对这些功能活动的影响和机体所进行的相应调节，阐述各种生理功能在整体生命活动中的意义。

（二）生理学的研究方法

1. 生理学的实验方法　生理学是一门理论性和实践性很强的科学，其每个认识或结论均从实验中获得。生理学的实验方法包括动物实验和人体实验。动物实验通常分为急性实验和慢性实验两类。对人体生命活动规律的认识仍需以人体为研究对象，但需符合临床实际及伦理原则。

2. 生理学的认识层次　人体的结构和功能极其复杂，需要从三个不同的层次加以研究，即整体水平、器官和系统水平、细胞和分子水平。

二、人体与环境

（一）人体与外环境

自然界是人体赖以生存的环境，称为外环境，包括自然环境和社会环境。

（二）内环境及其稳态☆重点

1. 人体的内环境　人体的绝大多数细胞生活在体内的液体环境中，人体内的液体总称为体液，成人体液总量约占体重的 60%，其中，约 2/3 存在于细胞内，称为细胞内液；约 1/3 存在于细胞外，称为细胞外液，包括血浆、组织液、淋巴液、房水和脑脊液等。生理学中把体内细胞直接生存的环境称为内环境。

2. 稳态　内环境的理化性质保持相对稳定的状态称为内环境稳态。稳态是机体维持正常生命活动的必要条件。稳态是一种动态平衡，机体的正常生命活动正是在稳态的不断破坏和不断恢复过程中得以维持和进行的。如果稳态不能维持，疾病就会随之发生，甚至危及生命。

三、生命活动的基本特征

机体在具有各自特殊的生命现象同时还具有一些共同特征,称之为生命的基本特征,如新陈代谢、兴奋性、适应性和生殖等。☆重点

(一) 新陈代谢

新陈代谢是指机体与周围环境之间不断地进行物质交换和能量交换,以实现自我更新的过程。它包括合成代谢(同化作用)和分解代谢(异化作用)两个方面。新陈代谢是生命活动的最基本特征,新陈代谢一旦停止,生命也就随之终结。

(二) 兴奋性

兴奋性是指组织或细胞接受刺激后产生反应的能力或特性。

1.刺激与反应　能被组织或细胞感受到的内外环境变化称为刺激。刺激按其性质可分为:①物理性刺激。②化学性刺激。③生物性刺激。④社会心理性刺激等。

机体接受刺激后所产生的一切变化,称为反应。不同的组织对刺激发生反应的形式不同,归纳起来有两种基本表现形式,即兴奋和抑制。兴奋是指组织或细胞接受刺激后,由相对静止变为活动状态或活动由弱变强。抑制是指组织或细胞接受刺激后,由活动变为相对静止状态或活动由强变弱。☆重点

2.衡量细胞兴奋性的指标　任何刺激要引起组织或细胞产生反应必须具备三个条件,即足够的刺激强度、足够的刺激持续时间和一定的强度-时间变化率。如果将刺激持续时间、强度-时间变化率固定不变,刺激必须达到一定的强度,才能引起细胞产生反应。这种能引起组织或细胞产生反应的最小刺激强度,称为阈强度,简称阈值。刺激强度等于阈值的刺激称为阈刺激;强度大于阈值的刺激称为阈上刺激;强度小于阈值的刺激称为阈下刺激。阈值通常可作为衡量组织细胞兴奋性高低的指标,它与兴奋性呈反变关系,即阈值增大说明组织细胞的兴奋性下降,阈值减小说明组织细胞的兴奋性升高。※难点

(三) 适应性

机体随着环境变化不断调整自身生理功能活动的过程称为适应。

(四) 生殖

生物体发育成熟后,能够产生与自己相似的子代个体,这种功能称为生殖。

四、人体功能的调节

(一) 人体功能的调节方式

人体功能调节的方式主要有三种,即神经调节、体液调节和自身调节。☆重点

1.神经调节　神经调节是指通过神经系统的活动对机体生理功能进行的调节。神经调节的基本方式是反射。反射是指在中枢神经系统的参与下,机体对刺激产生的规律性应答。反射活动的结构基础是反射弧。反射弧由五个基本部分组成,即感受器、传入神经、中枢、传出神经和效应器。反射弧中任何一个环节受到破坏或出现功能障碍,都将导致这一反射消失。☆重点

反射可分为非条件反射和条件反射两类。非条件反射和条件反射的形成条件、特点

及意义见表 1-1。

神经调节的特点：迅速、精细而准确、作用时间短暂。☆重点

表 1-1   非条件反射和条件反射的比较

反射分类	非条件反射	条件反射
形成	先天遗传，种族共有	后天在一定条件下形成
举例	吸吮反射、膝跳反射等	望梅止渴
神经联系	有恒定、稳固的反射弧联系	有易变、暂时性的反射弧联系
中枢	通常在低级中枢	通常在高级中枢
意义	数量有限，适应性弱	数量无限，适应性强

2. 体液调节   体液调节是指体液中的化学物质通过体液途径对机体功能进行的调节。参与体液调节的化学物质主要是内分泌腺或内分泌细胞分泌的激素；也可以是组织细胞产生的代谢产物，如 CO_2、H^+ 等。与神经调节相比较，体液调节的特点是调节速度较慢、作用范围较广、持续时间较长。☆重点

人体内大多数内分泌腺或内分泌细胞接受神经系统的支配，在这种情况下，体液调节便成为神经调节反射弧的传出通路的一部分，称为神经 - 体液调节。

3. 自身调节   自身调节是指体内的某些组织细胞不依赖于神经和体液因素的作用，自身对刺激产生的一种适应性反应。如当动脉血压在 80~180mmHg 变化时，肾血流量的调节属于自身调节。自身调节的特点是范围局限，幅度较小，灵敏度较低，但对维持某些组织细胞功能的相对稳定具有一定作用。

（二）人体功能调节的反馈控制

人体功能活动的三种调节机制与现代控制论的原理相似。自动控制系统的基本特点是控制部分与受控部分之间存在着双向的信息联系，形成一个"闭环"回路。在人体内，通常将反射中枢或内分泌腺等看作是控制部分，而将效应器或靶细胞看作是受控部分。控制部分发出的指令作为控制信息送达受控部分改变其功能活动，而受控部分也能够将其活动的状况作为反馈信息送回到控制部分，使控制部分能不断地根据反馈信息来纠正和调整自己的活动，从而实现自动精确的调节。这种由受控部分发出信息反过来影响控制部分活动的过程称为反馈。反馈分为负反馈和正反馈两种。

1. 负反馈   反馈信息与控制信息作用相反的反馈称为负反馈。负反馈的意义在于维持机体各种生理功能的相对稳定。内环境稳态，主要是通过负反馈控制实现的。☆重点※难点

2. 正反馈   反馈信息与控制信息作用相同的反馈称为正反馈。正反馈的意义在于促使某些生理活动一旦发动，就迅速加强，直到其生理过程完成为止。正反馈在体内较少，如排便反射、排尿反射、分娩及血液凝固等。☆重点※难点

第二部分　习　题

一、名词解释

1. 新陈代谢
2. 兴奋性
3. 阈值
4. 内环境
5. 稳态
6. 神经调节
7. 反馈

二、填空题

1. 生命活动的基本特征是_____、_____和_____。
2. 新陈代谢包括_____和_____两个基本过程。
3. 机体或组织对刺激发生反应的能力或特性称为_____，它与阈值成_____关系。刺激的三要素是_____、_____、_____。
4. 机体受刺激发生反应时，可产生_____和_____两种基本表现形式，这主要取决于_____及_____。
5. 可用于衡量组织兴奋性高低的客观指标是_____，其值越大，说明组织的兴奋性越_____。
6. 体液是_____的总称，约占成人体重的_____%，存在于细胞内的液体称为_____，细胞外的液体称为_____。
7. 机体的内环境是指_____，内环境稳态是指内环境理化性质_____的状态。
8. 人体生理功能调节的主要方式_____、_____和_____。
9. 神经调节的基本方式是_____，其结构基础是_____，反射活动常分为_____和_____两种。
10. 反射弧由_____、_____、_____、_____和_____五个部分组成。

三、选择题

A 型题

1. 生命现象最本质的特征是
   A. 兴奋
   B. 抑制
   C. 反应
   D. 能量交换
   E. 新陈代谢

2. 内环境是指

    A. 细胞内液　　　　　　　　　　B. 细胞外液

    C. 血液　　　　　　　　　　　　D. 组织液

    E. 淋巴液

3. 衡量组织兴奋性大小的指标是

    A. 肌肉收缩的强度　　　　　　　B. 动作电位的幅度

    C. 阈值的大小　　　　　　　　　D. 刺激频率的高低

    E. 腺体分泌的多少

4. 神经调节的基本方式是

    A. 适应　　　　　　　　　　　　B. 反应

    C. 反射　　　　　　　　　　　　D. 反馈

    E. 负反馈

5. 反射活动的结构基础是

    A. 反射弧　　　　　　　　　　　B. 感受器

    C. 效应器　　　　　　　　　　　D. 中枢神经

    E. 外周神经

6. 稳态是指内环境

    A. 化学组成不变　　　　　　　　B. 理化性质不变

    C. 化学性质相对稳定　　　　　　D. 化学组成相对稳定

    E. 化学组成和理化性质相对稳定

7. 人体功能调节中占主导作用的调节方式为

    A. 神经调节　　　　　　　　　　B. 体液调节

    C. 自身调节　　　　　　　　　　D. 正反馈调节

    E. 负反馈调节

8. 下列活动属于正反馈作用的是

    A. 体温调节　　　　　　　　　　B. 血压调节

    C. 血糖调节　　　　　　　　　　D. 排尿调节

    E. 呼吸调节

9. 下列活动属于负反馈作用的是

    A. 排尿调节　　　　　　　　　　B. 分娩调节

    C. 血液凝固　　　　　　　　　　D. 减压反射

    E. 排便反射

B 型题

（10~12 题共用备选答案）

    A. 作用局限,迅速　　　　　　　B. 作用广泛,持久

    C. 作用缓慢,短暂　　　　　　　D. 作用持久,局限

    E. 作用局限,范围小

10. 神经调节的特点是

11. 体液调节的特点是

12. 自身调节的特点是

（13~15题共用备选答案）

    A. 5%   B. 15%

    C. 20%   D. 40%

    E. 60%

13. 细胞内液约占体重的

14. 细胞外液约占体重的

15. 体液约占体重的

（16~18题共用备选答案）

    A. 新陈代谢   B. 适应性

    C. 反射   D. 负反馈

    E. 反应

16. 机体与环境之间进行的物质与能量交换的过程称为

17. 机体接受刺激后出现生理功能变化称为

18. 由效应器官发出信息，反过来减弱中枢神经系统活动的过程称为

四、简答题

1. 简述生命活动的基本特征。

2. 比较人体三种生理功能的调节方式及特点。

3. 反射活动分哪两类？分别说明其生理意义。

第三部分　参考答案

一、名词解释

1. 新陈代谢　是指机体与环境之间通过物质交换与能量交换，实现不断自我更新的过程。

2. 兴奋性　是指组织或细胞接受刺激后产生反应的能力或特性。在近代生理学中，通常指组织或细胞接受刺激后产生动作电位的能力。

3. 阈值　是指能引起细胞产生反应的最小刺激强度。

4. 内环境　是指体内细胞直接生存的环境，即细胞外液。

5. 稳态　是指内环境的各种成分和理化性质保持相对稳定的状态。

6. 神经调节　是指通过神经系统的活动对机体生理功能进行的调节。

7. 反馈　指由受控部分发出的信息反过来影响控制部分活动的过程。

二、填空题

1. 新陈代谢　兴奋性　生殖

2. 合成代谢（同化作用）　分解代谢（异化作用）

3. 兴奋性　反变　强度　时间　强度 - 时间变化率

4. 兴奋　抑制　刺激的质和量　机体的功能状态

5. 阈值（阈强度）　低

6. 体内液体　60　细胞内液　细胞外液

7. 细胞外液　相对稳定

8. 神经调节　体液调节　自身调节

9. 反射　反射弧　非条件反射　条件反射

10. 感受器　传入神经　中枢　传出神经　效应器

三、选择题

1. E	2. B	3. C	4. C	5. A	6. E	7. A	8. D
9. D	10. A	11. B	12. E	13. D	14. C	15. E	16. A
17. E	18. D						

四、简答题

1. 生命活动的基本特征有

(1) 新陈代谢：机体与环境之间进行物质交换和能量交换，以实现自我更新的过程。

(2) 兴奋性：机体组织或细胞受刺激发生反应（或产生动作电位）的能力。

(3) 适应性。

(4) 生殖。

2. 人体三种生理功能调节的方式及特点

(1) 神经调节，其特点是迅速、精确、短暂。

(2) 体液调节，其特点是缓慢、广泛、持久。

(3) 自身调节，其特点是准确、稳定、局限。

3. 反射活动分为非条件反射和条件反射两种。非条件反射是先天遗传的初级神经活动，其生理意义在于作为机体适应环境的基本手段，对个体生存和种族繁衍有重要意义。条件反射是人在后天经学习训练获得，是建立在非条件反射基础上的高级神经活动，意义在于增强机体适应能力，使机体适应环境更广泛、灵活、更有预见性。

（郭　丽）

第二章 | 细胞的基本功能

第一部分 学习小结

一、细胞膜的基本功能

细胞膜主要由脂质、蛋白质和少量的糖类物质组成。

（一）细胞膜的物质转运功能 ☆重点

细胞膜的物质转运方式有单纯扩散、易化扩散、主动转运、膜泡运输。

1. 单纯扩散 ☆重点

（1）概念：<u>单纯扩散是指脂溶性小分子物质从膜的高浓度一侧向低浓度一侧转运的方式</u>。例如，O_2、CO_2、N_2、乙醇、甘油、尿素、水等物质都是以单纯扩散的方式进行转运的。

（2）特点：顺浓度差，不需要膜蛋白帮助，不消耗能量。

2. 易化扩散 ☆重点

（1）概念：<u>易化扩散指非脂溶性或脂溶性很小的物质，在膜蛋白的帮助下，从膜的高浓度一侧向低浓度一侧转运的方式</u>。

（2）特点：顺浓度差，需要膜蛋白帮助，不消耗能量。

（3）类型：易化扩散根据参与的膜蛋白不同可分为两种：①经载体易化扩散：水溶性小分子物质借助载体蛋白顺浓度差进行跨膜转运的方式。例如，葡萄糖、氨基酸等。具有结构特异性，饱和现象，竞争性抑制的特点。②经通道易化扩散：各种带电离子借助于通道蛋白顺浓度差进行跨膜转运的方式。例如 Na^+、K^+、Ca^{2+}、Cl^- 等各种离子。具有离子选择性，门控性的特点。

3. 主动转运 ☆重点

（1）概念：<u>主动转运指小分子物质或离子在膜蛋白的帮助下，由细胞代谢提供能量而进行的逆浓度差和（或）电位差转运的方式</u>。如钠泵。

（2）特点：逆浓度差，需要膜蛋白帮助，需要消耗能量。

（3）类型

1）原发性主动转运：细胞直接利用代谢产生的能量进行主动转运的过程。例如，钠泵每分解 1 分子 ATP，可将 3 个 Na^+ 移出胞外，同时将 2 个 K^+ 移入胞内。<u>钠泵活动具有重要的生理意义：①由钠泵活动造成的细胞内高 K^+ 是细胞内许多代谢反应的必要条件。②钠泵活动造成的膜内外 K^+、Na^+ 的浓度差，是神经、肌肉等可兴奋细胞产生电活动，维</u>

持细胞兴奋性的基础。③钠泵活动形成的细胞外高 Na^+ 可为继发性主动转运提供势能储备。

2）继发性主动转运：间接利用 ATP 能量的主动转运过程称为继发性主动转运。根据物质的转运方向，继发性主动转运可分为同向转运和逆向转运。例如，肾小管上皮细胞转运葡萄糖、氨基酸等物质为同向转运，心肌细胞上的 Na^+-Ca^{2+} 交换则为逆向转运。

4. 膜泡运输

（1）概念：大分子物质和颗粒物质进出细胞并不是直接通过细胞膜，而是由膜包围形成囊泡，通过膜包裹、膜融合、膜离断等一系列过程完成转运，因此被称为膜泡运输。膜泡运输是一个主动过程，故需要消耗能量也需要更多的蛋白质参与。

（2）形式：①出胞：是指大分子物质从细胞内排至细胞外的过程，例如，内分泌细胞分泌激素、消化腺细胞分泌消化酶、神经末梢释放神经递质等。②入胞：是指大分子物质或物质团块从细胞外进入细胞内的过程。入胞又分为吞噬和吞饮两种。如果进入细胞的物质是固态，称为吞噬。如果进入细胞的物质是液态，则称为吞饮。

（二）细胞膜的受体功能

存在于细胞膜或细胞内能与配体特异结合，并引起特定生理效应的特殊蛋白质，称为受体。按照其存在的部位不同，可分为细胞膜受体、细胞质受体和细胞核受体。

1. 细胞膜受体的结构与功能　膜受体由分辨部、效应部、跨膜部三部分组成。其功能是：①识别与结合。②转导信息。

2. 细胞膜受体的类型与特点　膜受体可分为 G 蛋白偶联受体、离子通道受体、酶活性受体。细胞膜受体的特点：①特异性。②饱和性。③可逆性。

二、细胞的跨膜信号转导功能

机体既要实现自身复杂的功能，又要适应内外环境的变化，细胞之间就必须有完善的信息联系，即具有信号转导功能。细胞跨膜信号转导途径可分为 G 蛋白偶联受体介导的信号转导、离子通道型受体介导的信号转导和酶联型受体介导的信号转导三种方式。

三、细胞的生物电活动

细胞的生命活动过程都伴有电现象，称为生物电。其主要表现形式为安静状态时的静息电位和兴奋状态时的动作电位。

（一）静息电位 ☆重点 ☆难点

1. 静息电位的概念　静息电位是指安静状态时存在于细胞膜两侧的电位差。

生理学中把细胞在安静状态下所保持的膜外带正电、膜内带负电的状态称为极化，是细胞处于静息状态的标志；静息电位增大的过程或状态称为超极化；静息电位减小的过程或状态称为去极化；去极化至零电位后若进一步变为正值，呈现膜外带负电，膜内带正电的状态，则称为反极化；细胞膜去极化或反极化后再向静息电位方向恢复的过程，称为复极化。

2. 静息电位的产生机制　"离子流学说"认为，生物电的产生是由于带电离子进行跨膜扩散形成的。产生离子扩散的前提条件有两个：一是细胞膜内外的离子分布不均衡；

二是在不同状态下，细胞膜对不同离子的通透性不同。

正常情况下，细胞内 K^+ 浓度高于细胞外，细胞外 Na^+ 浓度高于细胞内。当细胞处于静息状态时，细胞膜对 K^+ 的通透性较大，对 Na^+ 的通透性很小，对有机负离子（A^-）几乎无通透性。故 K^+ 顺着浓度差向细胞外扩散，膜内的 A^- 随 K^+ 一同向膜外移动，但因膜对 A^- 几乎不通透而被阻隔在膜内。随着 K^+ 不断向膜外扩散，膜的两侧出现了内负外正的电位差，此时的电场力会阻止带正电荷的 K^+ 继续外流。当 K^+ 外流的动力和阻止 K^+ 外流的电场力相等时，K^+ 的净扩散量为零，膜内外电位差保持在一个相对稳定的数值。因此，静息电位主要是由 K^+ 外流所形成的电 - 化学平衡电位，又称 K^+ 平衡电位。

（二）动作电位 ☆重点 ☆难点

1. 动作电位的概念　动作电位是指细胞受到有效刺激后，在静息电位基础上发生的一次快速的可扩布性的电位变化。动作电位是可兴奋细胞兴奋的标志。

2. 动作电位的产生机制　动作电位也是由带电离子跨膜流动形成的。当细胞受到刺激时，首先是受刺激局部细胞膜的 Na^+ 通道少量开放，Na^+ 顺浓度差和电位差开始少量内流，使膜内电位负值逐渐减小，即产生去极化。当去极化使膜内电位负值减小到一定程度时，便引起膜上大量电压门控 Na^+ 通道开放，Na^+ 的通透性短时间内突然增大，此时在浓度差和电位差的驱动下，细胞外 Na^+ 大量、快速内流，使细胞内正电荷迅速增加，造成膜内负电位迅速消失，直至继续内流的 Na^+ 使膜电位发生逆转，形成了内正外负的反极化状态，从而形成了动作电位的上升支。随着 Na^+ 内流，阻止 Na^+ 内流的电场力逐步增大，当促使 Na^+ 内流的浓度差和阻止 Na^+ 内流的电场力相等时，膜电位达到一个新的平衡点，这就是 Na^+ 的电 - 化学平衡电位。因此，动作电位的上升支是 Na^+ 内流所形成的电 - 化学平衡电位，也称 Na^+ 平衡电位。与此同时，电压门控 K^+ 通道开放，K^+ 迅速外流，膜内电位快速下降，直至膜电位基本恢复到静息电位水平，形成动作电位的下降支。

在动作电位之后，由于细胞内、外 Na^+、K^+ 离子浓度的改变，使钠泵被激活，于是钠泵逆着浓度差将 Na^+ 泵到细胞外、K^+ 泵入细胞内，恢复静息状态时细胞膜内、外离子的正常浓度和分布。

3. 动作电位的特点　动作电位具有以下特点：①"全或无"现象。细胞膜受到刺激发生去极化，一旦达到阈电位，动作电位就会立即产生且达到最大值，即使再增加刺激的强度，动作电位的幅度也不会随之增大。②脉冲式。相邻的两个动作电位之间总有一定的时间间隔，连续的多个动作电位不发生融合。③不衰减性传导。动作电位在细胞膜上某一点产生后，可沿细胞膜向周围传导，其幅度和波形不会因传导距离的增加而减小。

4. 动作电位的引起与传导

（1）动作电位的引起：当细胞受到一个阈刺激或阈上刺激时，可使膜电位去极化达到某一临界值，此时，细胞膜上 Na^+ 通道大量开放，Na^+ 大量内流，从而爆发动作电位。这个能使膜上 Na^+ 通道大量开放，触发动作电位的临界膜电位值称为阈电位（☆重点）。静息电位去极化达到阈电位是产生动作电位的必要条件。

（2）动作电位的传导 ※难点：动作电位传导的机制可用"局部电流学说"来解释。神经纤维上传导的动作电位，称为神经冲动。动作电位在无髓神经纤维的传导是从兴奋点依次传遍整个细胞的，故传导速度较慢。但在有髓神经纤维，局部电流只能在郎飞结之间形成,呈跳跃式传导。因此,有髓神经纤维的传导速度比无髓神经纤维快得多。

(三)局部电位

一次阈下刺激虽不能触发动作电位,但可使受刺激局部细胞膜的 Na^+ 通道开放,导致少量的 Na^+ 内流,产生局部去极化。这种受刺激后膜局部出现的微小去极化称为局部电位,也称局部兴奋。局部电位的特点是:①电位幅度小,呈衰减性传导。②没有"全或无"现象。③可以总和。多个局部电位在时间上或空间上可以叠加起来,使膜的去极化达到阈电位水平,即可引发动作电位。

四、肌细胞的收缩功能

(一)神经–肌肉接头处兴奋传递

1.神经-肌肉接头处的基本结构　神经-肌肉接头由接头前膜、接头后膜和接头间隙三部分组成。

2.神经-肌肉接头处的兴奋传递过程※**难点**　运动神经末梢产生动作电位→接头前膜去极化→钙离子通道开放→ Ca^{2+} 内流→前膜中 ACh 释放→ ACh 激活接头后膜上 N_2 型 ACh 受体阳离子通道→ Na^+ 内流(为主)→终板电位→动作电位。

3.神经-肌肉接头处兴奋传递的特点　神经-肌肉接头处的兴奋传递具有以下特点:①单向传递。②时间延搁。③易受环境变化及药物的影响。

(二)骨骼肌的收缩机制

1.骨骼肌的微细结构

(1)肌原纤维和肌节:肌细胞内含有上千条直径 $1~2\mu m$ 的肌原纤维。肌节是肌肉收缩和舒张的最基本单位,它包含一个位于中间部分的暗带和两侧各 1/2 的明带。

(2)肌管系统:肌管系统由两套独立的管道系统组成:①横管(T管):走行方向和肌原纤维垂直,可将动作电位传入肌细胞内部。②纵管(肌质网):走行方向与肌原纤维平行,可以储存、释放、聚集 Ca^{2+} 。纵管在接近肌节两端的横管时管腔膨大,形成终池,内存有大量 Ca^{2+} 。③每一横管和它两侧的终池组成三联管。三联管是兴奋-收缩耦联的关键部位。

2.骨骼肌的收缩机制

(1)肌丝的分子组成:粗肌丝主要由肌球蛋白(又称肌凝蛋白)组成。每一个肌球蛋白又分为头部和杆状部。头部形成横桥。横桥具有 ATP 酶的活性,且可以和细肌丝上相应的位点进行可逆性结合。

细肌丝主要由肌动蛋白(又称肌纤蛋白)、原肌球蛋白和肌钙蛋白组成。肌动蛋白上排列着许多与横桥结合的位点。原肌球蛋白覆盖肌动蛋白和横桥之间的结合位点。肌钙蛋白有 C、T、I 三个亚单位,C 亚单位具有 Ca^{2+} 结合位点,与 Ca^{2+} 有很高的亲和性;T 亚单位的作用是把肌钙蛋白连接在原肌球蛋白上;I 亚单位的作用是把 C 亚单位与 Ca^{2+} 结合的信息传给原肌球蛋白,使后者的构型和位置发生变化。

(2)肌丝的滑行过程: Ca^{2+} 与肌钙蛋白结合→原肌球蛋白构型改变并发生移位→横桥和肌动蛋白的结合位点暴露→横桥和肌动蛋白结合→横桥的 ATP 酶被激活,提供能量→横桥拖动细肌丝向粗肌丝 M 线方向滑行→肌节缩短→肌细胞收缩。

（三）骨骼肌的兴奋－收缩耦联 ☆重点

1. 概念　将肌细胞的动作电位与机械性收缩联系起来的中介过程称为兴奋－收缩耦联。

2. 关键因子　Ca^{2+}。

3. 关键结构　三联管。

（四）骨骼肌的收缩形式及影响因素

1. 骨骼肌的收缩形式

（1）等长收缩与等张收缩：只表现为张力增加而无长度的缩短称为等长收缩，如人站立时对抗重力、维持姿势。肌肉收缩时只有长度的缩短而无张力的变化称为等张收缩。最常见的收缩形式是先等长收缩再等张收缩。

（2）单收缩和强直收缩：当肌肉受到一个有效刺激时，引发一次动作电位，从而出现一次收缩和舒张，这种收缩形式称为单收缩。当肌肉受到连续的有效刺激时，可引起肌肉收缩的融合称为强直收缩。强直收缩分为不完全强直收缩和完全强直收缩。

2. 影响骨骼肌收缩的主要因素 ※难点

（1）前负荷：肌肉收缩前所承受的负荷，称为前负荷。前负荷可用初长度表示。在一定范围内，肌肉的前负荷增加，肌肉初长度随之增加，肌肉收缩产生的张力也随之增大。但当前负荷增加超过一定限度时，再增加前负荷，反而使肌张力变小。这个产生最大张力的肌肉初长度称为最适初长度，此时的前负荷称最适前负荷。肌肉在最适初长度时的收缩张力最大，收缩效果最佳。在整体情况下，肌肉一般处于最适初长度状态，以利于产生最大的收缩张力。

（2）后负荷：肌肉开始收缩后所遇到的负荷或阻力，称为后负荷。肌肉在有后负荷的情况下进行收缩，开始只表现为张力增加，当张力增大到超过后负荷时才开始出现长度缩短，后负荷也随之发生移位。后负荷越大，肌肉在缩短前产生的张力越大，肌肉长度缩短出现得越晚，缩短的程度越小。

（3）肌肉收缩能力：与前负荷和后负荷无关的肌肉本身的功能状态和内在特性，称为肌肉收缩能力，主要取决于兴奋－收缩耦联过程中细胞质中的 Ca^{2+} 浓度、横桥的 ATP 酶活性等因素。肌肉收缩能力越强，收缩效果越好；反之，肌肉收缩能力越弱，收缩效果越差。

第二部分　习　题

一、名词解释

1. 主动转运

2. 等长收缩

3. 等张收缩

4. 兴奋－收缩耦联

5. 静息电位

6. 动作电位

7. 阈电位

二、填空题

1. 易化扩散有＿＿＿＿＿＿和＿＿＿＿＿＿两种方式,均属＿＿＿＿＿＿转运。

2. 主动转运与被动转运的根本区别在于前者＿＿＿＿＿＿、＿＿＿＿＿＿。

3. 肌肉收缩的形式有＿＿＿＿＿＿、＿＿＿＿＿＿、＿＿＿＿＿＿、＿＿＿＿＿＿。

4. 物质跨膜转运的方式有＿＿＿＿＿＿、＿＿＿＿＿＿、＿＿＿＿＿＿和＿＿＿＿＿＿。

5. 神经 - 肌肉接头由＿＿＿＿＿＿、＿＿＿＿＿＿、＿＿＿＿＿＿组成。

6. 静息电位是＿＿＿＿＿＿所形成的电 - 化学平衡电位。

7. 细胞处于兴奋状态的标志是＿＿＿＿＿＿。

8. 动作电位的上升支是＿＿＿＿＿＿内流形成的＿＿＿＿＿＿的平衡电位。

9. 当静息电位的数值向膜内负值加大的方向变化时,称为膜的＿＿＿＿＿＿。

10. 当静息电位的数值向膜内负值减小的方向变化时,称为膜的＿＿＿＿＿＿。

11. 动作电位在无髓神经纤维上以＿＿＿＿＿＿式的传导,在有髓神经纤维上以＿＿＿＿＿＿式传导。

三、选择题

A 型题

1. O_2 和 CO_2 进出细胞的扩散方式是

    A. 单纯扩散 　　　　　　　　　　　B. 经通道介导的易化扩散

    C. 经载体介导的易化扩散 　　　　　D. 主动转运

    E. 入胞作用

2. 水溶性物质(氨基酸、葡萄糖)借助细胞膜上的载体蛋白或通道蛋白的帮助,顺浓度梯度进入细胞的过程是

    A. 单纯扩散 　　　　　　　　　　　B. 易化扩散

    C. 主动转运 　　　　　　　　　　　D. 入胞

    E. 出胞

3. 细胞膜内外正常 Na^+ 和 K^+ 的浓度差形成的维持是由于

    A. 膜安静时 K^+ 通透性大 　　　　　B. 膜兴奋时对 Na^+ 通透性大

    C. 膜上 Na^+-K^+ 泵作用的结果 　　D. Na^+ 易化扩散的结果

    E. K^+ 易化扩散的结果

4. 在一般生理情况下,每分解一分子 ATP,钠泵运转可使

    A. 2 个 Na^+ 移出膜外

    B. 2 个 K^+ 移入膜内

    C. 2 个 Na^+ 移出膜外,同时有 2 个 K^+ 移入膜内

    D. 3 个 Na^+ 移出膜外,同时有 2 个 K^+ 移入膜内

    E. 2 个 Na^+ 移出膜外,同时有 3 个 K^+ 移入膜内

5. 钠泵活动最重要的意义是

    A. 维持细胞内高钾   B. 防止细胞肿胀

    C. 建立势能储备   D. 消耗多余的 ATP

    E. 维持细胞外高钙

6. 小肠黏膜上皮细胞吸收葡萄糖的方式是

    A. 单纯扩散   B. 经载体介导的易化扩散

    C. 经通道介导的易化扩散   D. 原发性主动转运

    E. 继发性主动转运

7. 单纯扩散、易化扩散和主动转运的共同点是

    A. 细胞本身都要消耗能量   B. 均是从高浓度向低浓度侧转运

    C. 均是从低浓度向高浓度侧转运   D. 需膜蛋白质的帮助

    E. 转运的物质都是小分子

8. 神经末梢释放递质的方式是

    A. 主动转运   B. 单纯扩散

    C. 易化扩散   D. 出胞

    E. 入胞

9. 白细胞吞噬细菌的过程是

    A. 主动转运   B. 单纯扩散

    C. 易化扩散   D. 出胞

    E. 入胞

10. 阈电位是指

    A. 引起动作电位的临界膜电位   B. 引起超极化的临界膜电位

    C. 引起局部电位的临界膜电位   D. 引起动作电位复极的临界膜电位

    E. 衡量传导性高低的指标

11. 静息电位存在时细胞膜所处的"外正内负"的稳定状态称为

    A. 去极化   B. 复极化

    C. 超极化   D. 反极化

    E. 极化

12. 神经纤维膜电位由 +30mV 变为 −70mV 的过程称为

    A. 超极化   B. 去极化

    C. 复极化   D. 反极化

    E. 超射

13. 局部兴奋的特征**不包括**

    A. 反应的等级性   B. 可发生时间总和

    C. 可发生空间总和   D. 可进行电紧张扩布

    E. 具有"全或无"的特征

14. 通常用作判断组织兴奋性高低的指标是

    A. 阈电位   B. 阈强度

C. 基强度   D. 刺激强度对时间的变化率

E. 动作电位的幅度

15. 当达到 K^+ 跨膜平衡电位时

A. 膜两侧 K^+ 浓度相等   B. 膜外 K^+ 浓度大于膜内

C. 膜两侧电位梯度为零   D. 膜内电位较膜外电位为正

E. 膜内 K^+ 的净外流为零

16. 增加细胞外液 K^+ 的浓度,静息电位的绝对值将

A. 增大   B. 减小

C. 不变   D. 先增大后减小

E. 先减小后增大

17. 对于单根神经纤维来说,在阈强度的基础上将激强度增大 1 倍时,动作电位的幅度将

A. 增加 100%   B. 减少 50%

C. 增加 200%   D. 减少 75%

E. 保持不变

18. 安静状态下,细胞膜对其通透性最大的离子是

A. K^+ B. Cl^-

C. Na^+ D. Ca^{2+}

E. Na^+ 和 Cl^-

19. 阈电位时,细胞膜通透性突然增大的离子是

A. K^+ B. Na^+

C. Ca^{2+} D. Cl^-

E. Na^+ 和 Cl^-

20. 终板膜上与终板电位产生有关的离子通道是

A. 电压门控钠离子通道   B. 电压门控钾离子通道

C. 电压门控钙离子通道   D. 化学门控非特异性镁通道

E. 化学门控钠离子和钾离子通道

21. 形成 Na^+、K^+ 在细胞内外不均衡分布的原因是

A. 安静时 K^+ 比 Na^+ 更易透过细胞膜   B. 兴奋时 Na^+ 比 K^+ 更易透过细胞膜

C. K^+ 的不断外流和 Na^+ 的不断内流   D. 膜上载体和通道蛋白的共同作用

E. 膜上 Na^+-K^+ 依赖式 ATP 酶的活动

22. 与神经细胞动作电位复极化有关的主要离子是

A. K^+ B. Cl^-

C. Ca^{2+} D. Na^+

E. Mg^{2+}

23. 静息电位的大小接近于

A. 钠离子平衡电位   B. 钾离子平衡电位

C. 锋电位   D. 钠离子平衡电位和钾离子平衡电位之差

E. 钠离子平衡电位和钾离子平衡电位之和

24. 兴奋在同一细胞上的传导是通过

   A. 电紧张性扩布   B. 局部电流

   C. 局部电位   D. 递质释放

   E. 跳跃式传导

25. 肌肉兴奋 - 收缩耦联的关键因素是

   A. 横桥运动   B. ATP 活性

   C. 胞质内 Ca^{2+} 浓度   D. 动作电位

   E. 肌小节的缩短

26. 肌肉兴奋 - 收缩耦联的结构基础是

   A. 突触间隙   B. 粗肌丝

   C. 细肌丝   D. 三联管

   E. 终板膜

27. 神经 - 肌接头处兴奋传递的物质是

   A. 肾上腺素   B. 去甲肾上腺素

   C. 血管活性肠肽   D. 乙酰胆碱

   E. 多巴胺

28. 骨骼肌收缩和舒张的基本功能单位是

   A. 肌原纤维   B. 细肌丝

   C. 粗肌丝   D. 肌小节

   E. 肌纤维

29. 肌肉的初长度取决于

   A. 被动张力   B. 前负荷

   C. 前负荷和后负荷之和   D. 前负荷和后负荷之差

   E. 肌肉的收缩能力

30. 骨骼肌受到连续刺激是否发生强直收缩主要取决于

   A. 刺激强度   B. 刺激作用时间

   C. 刺激频率   D. 强度 - 时间变化率

   E. 刺激种类

B 型题

（31~32 题共用备选答案）

   A. 化学门控通道   B. 电压门控通道

   C. 机械门控通道   D. 细胞间通道

   E. 电突触

31. 神经细胞动作电位除极相的产生与 Na^+ 通道开放有关，这种 Na^+ 通道属于

32. 神经 - 骨骼肌接头部位释放 ACh 产生终板电位，有何种通道参与

（33~36 题共用备选答案）

   A. 无收缩反应   B. 一次单收缩

  C. 一连串单收缩   D. 不完全强直收缩

  E. 完全强直收缩

33. 当连续刺激的时距大于单收缩时程时，肌肉出现

34. 肌肉受到一次阈下刺激时，出现

35. 当连续刺激的时距小于单收缩的收缩期时，肌肉出现

36. 当连续刺激的时距小于单收缩的舒张期时，肌肉出现

四、简答题

1. 简述钠泵的生理意义。

2. 简述神经 - 肌肉接头处兴奋传递过程。

3. 简述神经 - 肌肉接头处兴奋传递的特点。

4. 比较局部电位与动作电位的不同点。

第三部分　参考答案

一、名词解释

  1. 主动转运　是指小分子物质或离子在膜蛋白的帮助下，由细胞代谢提供能量而进行的逆浓度差和（或）电位差转运的过程。

  2. 等长收缩　骨骼肌开始收缩时，只表现为张力增加而无长度的缩短，这种收缩形式称为等长收缩。

  3. 等张收缩　当肌肉收缩时只有长度的缩短而无张力的变化称为等张收缩。

  4. 兴奋 - 收缩耦联　将肌细胞的动作电位与机械性收缩联系起来的中介过程称为兴奋 - 收缩耦联。

  5. 静息电位　指静息状态下，细胞膜两侧存在着外正内负的电位差。

  6. 动作电位　指细胞接受适当的刺激后在静息电位的基础上产生的快速可逆的、可扩布的电位变化。

  7. 阈电位　能使膜产生动作电位的临界膜电位值称为阈电位。

二、填空题

1. 通道介导　载体介导　被动

2. 消耗能量　逆浓度差转运

3. 单收缩　强直收缩　等张收缩　等长收缩

4. 单纯扩散　易化扩散　主动转运　膜泡运输

5. 接头前膜　接头间隙　接头后膜

6. K^+ 外流

7. 产生动作电位

8. Na^+　　Na^+

9. 超极化

10. 去极化

11. 双向传导　跳跃式传导

三、选择题

1. A	2. B	3. C	4. D	5. C	6. E	7. E	8. D
9. E	10. A	11. E	12. C	13. E	14. B	15. E	16. B
17. E	18. A	19. B	20. E	21. E	22. A	23. B	24. B
25. C	26. D	27. D	28. D	29. B	30. C	31. B	32. A
33. C	34. A	35. E	36. D				

四、简答题

1. 钠泵活动具有重要的生理意义：①由钠泵活动造成的细胞内高 K^+ 是细胞内许多代谢反应的必要条件，如核糖体合成蛋白质就需要高 K^+ 的环境。②钠泵活动造成的膜内外 K^+、Na^+ 的浓度差，是神经、肌肉等可兴奋细胞产生电活动，维持细胞兴奋性的基础。③钠泵活动形成的细胞外高 Na^+ 可为继发性主动转运提供势能储备。

2. 神经 - 肌肉接头处兴奋传递过程　运动神经末梢产生动作电位→接头前膜去极化→钙离子通道开放→ Ca^{2+} 内流→前膜中 ACh 释放→ ACh 激活接头后膜上 N_2 型 ACh 受体阳离子通道→ Na^+ 内流（为主）→终板电位→动作电位

3. 神经 - 肌肉接头处兴奋传递的特点　单向传递、时间延搁、易受环境变化及药物的影响。

4. 局部电位与动作电位的比较见表 2-1：

表 2-1　局部电位与动作电位的不同点

区别	局部电位	动作电位
刺激强度	阈下刺激	阈刺激或阈上刺激
钠通道开放数	少	多
膜电位变化幅度	小	大
全或无特点	无	有
总和现象	有	无
传播特点	电紧张扩布	不衰减扩布

（刘慧博　范　超）

第三章 | 血 液

第一部分　学习小结

一、血液的组成与理化特性

（一）血液的组成 ☆重点

血液是存在于心血管系统内不断流动的红色流体组织。血液由血浆和血细胞组成。血浆占全血容积的 55%~60%。血细胞在全血中所占的容积百分比，称为血细胞比容，其正常值男性为 40%~50%，女性为 37%~48%。

血细胞可分为红细胞、白细胞和血小板三类。其中，红细胞的数量最多，白细胞最少。

血浆的主要成分是水，占血浆总量的 91%~92%；溶质占 8%~9%，主要有血浆蛋白、无机盐、非蛋白有机物、激素及气体等。用盐析法可将血浆蛋白分为白蛋白、球蛋白、纤维蛋白原三类。正常成人的血浆蛋白含量为 65~85g/L，其中白蛋白为 40~48g/L，球蛋白为 15~30g/L，纤维蛋白原为 2~4g/L，白蛋白/球蛋白（A/G）的比值为（1.5~2.5）:1。

（二）理化特性

1. 血液的颜色　血液的颜色主要取决于红细胞内血红蛋白（Hb）的颜色。动脉血因红细胞中含氧合血红蛋白（HbO_2）较多而呈鲜红色；静脉血因红细胞中含去氧 Hb 较多而呈暗红色；血浆因含有微量的胆红素而呈淡黄色。

2. 血液的比重　正常人全血比重为 1.050~1.060，其高低主要取决于红细胞数量；血浆比重为 1.025~1.030，与血浆蛋白的浓度成正比。

3. 血液的黏度　全血的相对黏度为 4~5，其高低主要取决于血细胞的数量；血浆的相对黏度为 1.6~2.4，主要取决于血浆蛋白的含量。

4. 血浆渗透压　正常人的血浆渗透压约为 300mOsm/（kg•H_2O）。血浆渗透压由血浆晶体渗透压和血浆胶体渗透压组成。①血浆晶体渗透压：由血浆中的晶体物质（电解质，主要是 NaCl）形成，其作用是调节细胞内外水的平衡、维持血细胞的正常形态。②血浆胶体渗透压：由血浆蛋白等胶体物质（主要是白蛋白）形成，其作用是调节血管内、外水的平衡、维持正常的血浆容量。☆重点 ✳难点

渗透压与血浆渗透压相等的溶液称为等渗溶液，如 0.9% 的 NaCl 溶液（又称生理盐水）和 5% 的葡萄糖溶液（☆重点）。渗透压高于或低于血浆渗透压的溶液分别称为高渗

溶液或低渗溶液。能使悬浮于其中的红细胞保持正常形态和大小的溶液称为等张溶液。0.9%NaCl 溶液既是等渗溶液，也是等张溶液，1.9% 尿素溶液是等渗溶液，但不是等张溶液。

5. 血浆酸碱度　正常人血浆 pH 为 7.35~7.45。pH 低于 7.35 称为酸中毒，pH 高于 7.45 称为碱中毒。

二、血细胞

（一）红细胞 ☆重点

1. 红细胞的数量和功能　成熟红细胞呈双凹圆碟形，直径为 7~8μm，无细胞核。我国成年男性红细胞的数量为 $(4.0~5.5)×10^{12}/L$，女性为 $(3.5~5.0)×10^{12}/L$。其主要功能是运输氧和二氧化碳，缓冲体内产生的酸碱物质。我国成年男性 Hb 浓度为 120~160g/L，成年女性为 110~150g/L。血液中红细胞数量和（或）Hb 浓度低于正常，则称为贫血。

2. 红细胞的生理特性　①可塑变形性：红细胞具有良好的变形性，可通过直径比自身小的毛细血管。②悬浮稳定性：以红细胞沉降率（血沉）来表示悬浮稳定性，血沉越快，悬浮稳定性越差，两者呈反变关系。血沉加快的主要原因是红细胞叠连的形成。影响红细胞叠连的因素不在红细胞本身而在血浆成分，其中血浆中的白蛋白通过抑制叠连而使血沉减慢；而血浆中的球蛋白、纤维蛋白原和胆固醇等促进叠连而使血沉加快。③渗透脆性：指红细胞在低渗盐溶液中抵抗膜破裂的特性，渗透脆性越大，细胞膜抵抗破裂的能力越低。

3. 红细胞的生成与破坏　红细胞生成的主要原料是铁和蛋白质。缺铁会引起缺铁性贫血。红细胞在分裂和生长成熟过程中，叶酸和维生素 B_{12} 是合成 DNA 的重要物质。机体缺少叶酸、维生素 B_{12} 会引起巨幼红细胞性贫血。红细胞的生成主要受促红细胞生成素（EPO）和雄激素的调节。

红细胞的平均寿命约为 120d，当红细胞衰老时，红细胞的变形能力减退而脆性增大，容易滞留于脾、骨髓和肝血窦内，被巨噬细胞所吞噬（称血管外破坏），还有一部分衰老的红细胞在心血管中因机械冲击而破损（称为血管内破坏）。

（二）白细胞

1. 白细胞的分类和正常值　白细胞分为粒细胞和无粒细胞两大类。粒细胞又根据所含嗜色颗粒特性的不同分为中性粒细胞、嗜酸性粒细胞和嗜碱性粒细胞。无粒细胞分为单核细胞和淋巴细胞。正常成人白细胞总数为 $(4.0~10.0)×10^{9}/L$（☆重点），其中中性粒细胞占 50%~70%，嗜酸性粒细胞占 0.5%~5%，嗜碱性粒细胞占 0%~1%，单核细胞占 3%~8%，淋巴细胞占 20%~40%。

2. 白细胞的功能 ☆重点

（1）中性粒细胞　中性粒细胞的主要功能是吞噬和杀灭入侵的细菌，特别是化脓性细菌。此外，中性粒细胞还可吞噬和清除衰老的红细胞及抗原 - 抗体复合物等。临床上白细胞总数及中性粒细胞百分比增高，常提示有细菌感染。

（2）嗜酸性粒细胞　嗜酸性粒细胞的主要功能是限制肥大细胞和嗜碱性粒细胞在I型超敏反应中的作用，同时还参与对蠕虫的免疫反应。在机体发生过敏反应或蠕虫感染时，常伴有嗜酸性粒细胞数增多。

（3）嗜碱性粒细胞　嗜碱性粒细胞胞质中的嗜碱颗粒内含有肝素、组胺、过敏性慢反应物质和嗜酸性粒细胞趋化因子 A 等多种生物活性物质。释放组胺等，参与过敏反应；释放肝素，参与抗凝过程。

（4）单核细胞　单核细胞在血液中吞噬能力较弱，当它穿出毛细血管壁进入组织后，发育成巨噬细胞，吞噬能力大大增强，可吞噬更多、更大的细菌和颗粒。

（5）淋巴细胞　淋巴细胞在机体的特异性免疫应答反应过程中起着关键作用，分为 T 淋巴细胞和 B 淋巴细胞两类。T 淋巴细胞主要参与细胞免疫，B 淋巴细胞主要参与体液免疫。

（三）血小板

正常成人的血小板数量为（100~300）×10⁹/L。血小板数量超过 1 000×10⁹/L，称血小板过多，易发生血栓；血小板数量低于 50×10⁹/L，毛细血管壁脆性增加，皮肤和黏膜下易出现瘀点，甚至大块紫癜，称血小板减少性紫癜。

1. 血小板的生理特性☆重点　黏附、聚集、释放、吸附、收缩。

2. 血小板的生理功能☆重点　①参与生理性止血。②促进血液凝固。③维持毛细血管壁的完整性。

三、血液凝固与纤维蛋白溶解

（一）血液凝固☆重点

血液由流动的液体状态变成不能流动的凝胶状态的过程，称为血液凝固（简称凝血），是由多种凝血因子参与的酶促反应。其实质是血浆中的可溶性纤维蛋白原转变成不溶性的纤维蛋白的过程。

1. 凝血因子　血浆与组织中直接参与血液凝固的物质，称为凝血因子。目前已知的凝血因子主要有 14 种，根据国际命名法按发现的先后顺序用罗马数字进行编号的有 12 种。凝血因子具有如下特征：①除 FⅢ（组织因子）外，其他凝血因子均存在于血浆中。②除 FⅣ（Ca^{2+}）是离子外，其余凝血因子均是蛋白质。③大多数凝血因子是以无活性的酶原形式存在，被激活后才具有酶的活性。④多数凝血因子在肝脏合成，其中 FⅡ、FⅦ、FⅨ、FⅩ 的合成需要维生素 K 参与，故它们又称为依赖维生素 K 的凝血因子。所以肝脏病变或维生素 K 缺乏时，常导致凝血异常而发生出血倾向。⑤FⅡ、FⅦ、FⅨ、FⅩ、FⅪ、FⅫ 和 FⅫ 在凝血中起酶促作用，FⅢ、FⅤ、FⅧ 和高分子量激肽原起辅因子的作用，能提高相应凝血因子的激活速度。缺乏 FⅧ 时，患者凝血速度非常缓慢，微小的创伤也会出血不止，临床上称为血友病 A。缺乏 FⅨ、FⅪ，分别称为血友病 B 和血友病 C。

2. 血液凝固的过程　血液凝固过程分为三个基本步骤：①凝血酶原激活物的形成（FⅩa、FⅤ、Ca^{2+}、PF_3）。②凝血酶原激活物使凝血酶原激活为凝血酶。③凝血酶使纤维蛋白原转变为纤维蛋白。

根据 FⅩ 的激活过程不同，可分为内源性凝血途径和外源性凝血途径。①内源性凝血途径：是指参与凝血的因子全部来自血液，因血液接触胶原等异物表面而启动凝血过程。当血管损伤时，FⅫ 与内膜下的胶原纤维接触而被激活为 FⅫa。②外源性凝血途径：是指

来自血液之外的组织因子与血液接触而启动的凝血过程，又称组织因子途径。※**难点**

应该强调的是：①凝血过程是一种正反馈，每步酶促反应都有放大效应，一旦触发，就会迅速连续进行，形成"瀑布"样反应链，直到完成为止。②Ca^{2+}（$FⅣ$）在多个凝血环节上起促凝血作用，因此，在临床上可用于促凝血（加 Ca^{2+}）或抗凝血（除去 Ca^{2+}）。

血液凝固后 1~2 小时，血凝块逐渐回缩，析出淡黄色的液体，称为血清。血清与血浆的主要区别是血清中没有纤维蛋白原。

3. 生理性抗凝物质　血浆中最重要的抗凝物质是抗凝血酶Ⅲ和肝素。抗凝血酶Ⅲ与 $FⅦ$、$FⅨa$、$FⅩa$、$FⅪa$、$FⅫa$ 结合，封闭其活性中心，使之失活。肝素能与抗凝血酶Ⅲ结合，使抗凝血酶Ⅲ与凝血酶的亲和力增强 2 000 倍，使两者结合得更快、更稳定，进而使凝血酶立即失效。

4. 促凝与抗凝措施　临床上常采用的促凝措施有：①提供粗糙异物表面：如临床上常用纱布或吸收性明胶海绵等压迫止血。②适当提高温度：如手术中常用温热（温热可提高各种凝血酶的活性）的盐水纱布止血。③促进凝血因子合成：某些手术前给患者补充适量维生素 K。

抗凝措施有：①采用肝素进行体内、体外抗凝。②枸橼酸钠可与血浆中的 Ca^{2+} 结合，形成络合物，除去血浆中游离的 Ca^{2+}，使血液不能凝固。③适当降低温度抑制酶促反应。

（二）纤维蛋白溶解

纤维蛋白溶解（简称纤溶）系统主要包括纤溶酶原、纤溶酶、纤溶酶原激活物与纤溶抑制物。纤溶过程可分为纤溶酶原的激活与纤维蛋白降解两个基本阶段。

纤溶酶原激活物主要有：组织型纤溶酶原激活物和尿激酶型纤溶酶原激活物。纤溶酶可将纤维蛋白和纤维蛋白原分解为可溶性小肽，称为纤维蛋白降解产物。

四、血量、血型与输血原则

（一）血量

正常成人血量约占体重的 7%~8%，即每千克体重有 70~80ml 血液（★**重点**）。全身血液的大部分在心血管内快速循环流动，称为循环血量；小部分滞留在肝、脾、肺、腹腔静脉和皮下静脉丛内，流动缓慢，称为储存血量。

（二）血型

血型是指血细胞膜上特异性抗原的类型。与临床关系最密切的是 ABO 血型系统和 Rh 血型系统。

1. ABO 血型系统　ABO 血型是根据红细胞膜上的抗原种类分型的。凡是红细胞膜上只含有 A 抗原者为 A 型，其血浆或血清中含有抗 B 抗体；只含有 B 抗原者为 B 型，其血浆或血清中含有抗 A 抗体；若同时含有 A 抗原和 B 抗原者为 AB 型，其血浆或血清中不含抗 A 和抗 B 抗体；A 抗原和 B 抗原均无者为 O 型，其血浆或血清中含有抗 A 抗体和抗 B 抗体。ABO 血型系统的抗体为天然抗体，主要是 IgM，分子量大，不能通过胎盘。★**重点**

2. Rh 血型系统　Rh 血型是在人类红细胞膜上与 ABO 血型同时存在的另一个重要血型系统。Rh 血型系统中，以 D 抗原的抗原性最强，临床意义最重要。红细胞膜上含有 D 抗原者，称为 Rh 阳性；而红细胞膜上缺乏 D 抗原者，称为 Rh 阴性。人类血清中不存在抗

Rh 的天然抗体（抗 D 抗体），只有当 Rh 阴性者接受 Rh 阳性者的血液后，才会通过体液免疫产生抗 Rh 的免疫性抗体。Rh 血型系统的抗体主要是 IgG，分子量较小，能通过胎盘。因此，当 Rh 阴性的母亲第二次妊娠时（第一胎为阳性），可使 Rh 阳性胎儿发生严重溶血。

☆重点※难点

（三）输血原则☆重点

为了保证输血安全，提高输血效果，必须遵守输血原则，即保证供血者的红细胞不被受血者的血浆所凝集。输血前，首先必须鉴定血型，保证供血者与受血者 ABO 血型相合；同时必须进行交叉配血试验。

1. 同型输血　首先必须鉴定血型，保证供血者与受血者的血型相合，即输同型血。

2. 交叉配血试验　为了保证输血的安全性，即使供血者与受血者的血型相合，输血前也必须进行交叉配血试验。将供血者的红细胞与受血者的血清相混合，称为交叉配血的主侧；再将受血者的红细胞与供血者的血清相混合，称为交叉配血的次侧。如果主侧、次侧均没有发生凝集反应，为配血相合，可以进行输血；如果主侧发生凝集反应，不管次侧结果如何，均为配血不合，严禁输血；如果主侧不发生凝集反应，而次侧发生凝集反应，则为配血基本相合，仅在紧急情况下可输入少量血液（<200ml），输血速度也不宜太快，并在输血过程中密切观察受血者的情况，若发生输血反应，必须立即停止输注。

第二部分　习　题

一、名词解释

1. 血浆蛋白

2. 血细胞比容

3. 渗透压

4. 等渗溶液

5. 红细胞沉降率

6. 血液凝固

7. 血清

8. 生理性止血

9. 血型

二、填空题

1. 血液的组成包括＿＿＿＿＿＿和＿＿＿＿＿＿。

2. 血细胞可分为＿＿＿＿＿＿、＿＿＿＿＿＿和＿＿＿＿＿＿。

3. 血浆蛋白可分为＿＿＿＿＿＿、＿＿＿＿＿＿和＿＿＿＿＿＿。

4. 血浆渗透压由＿＿＿＿＿＿和＿＿＿＿＿＿两部分组成。

5. 临床上常用的等渗溶液为＿＿＿＿＿＿和＿＿＿＿＿＿。

6. 我国成年男性红细胞的数量为＿＿＿＿＿＿，成年女性为＿＿＿＿＿＿。

7. 我国成年男性血红蛋白的含量为 _____，成年女性为_____。

8. 正常成年男性的血细胞比容为 _____，成年女性为_____。

9. 正常成人白细胞总数为 _____，血小板的数量为_____。

10. 生理性止血包括_____、_____、_____三步。

11. 血液凝固包括_____、_____、_____三步。

12. ABO 血型系统分为_____、_____、_____和_____

四型。

三、选择题

A 型题

1. 血液的组成包括
   A. 血清和血细胞
   B. 血浆和血细胞
   C. 血清和血浆
   D. 红细胞、白细胞和血小板
   E. 蛋白、水和血细胞

2. 下列关于血液的论述，**不正确**的是
   A. 血液不透明
   B. 血液具有黏滞性
   C. 血液呈弱碱性
   D. 动脉血含氧量高呈鲜红色
   E. 红细胞渗透压大于血浆渗透压

3. 正常成年女性血液中红细胞数量为
   A.（4~10）×10^{12}/L
   B. 4 000~10 000 个 /cm
   C.（100~300）×10^{12}/L
   D. 400 万 ~500 万个 /ml
   E.（3.5~5.0）×10^{12}/L

4. 有生命危险的急性失血量是指超过总血量的
   A. 5%
   B. 10%
   C. 15%
   D. 20%
   E. 30%

5. 血浆与组织液各种成分浓度的主要区别是
   A. 钠离子
   B. 钾离子
   C. 蛋白质
   D. 有机酸
   E. 血细胞

6. 下列蛋白中与凝血有关的是
   A. 白蛋白
   B. 球蛋白
   C. 珠蛋白
   D. 纤维蛋白原
   E. 转运蛋白

7. 关于血浆渗透压的叙述**错误**的是
   A. 血浆胶体渗透压高于组织液胶体渗透压
   B. 血浆晶体渗透压与组织液晶体渗透压基本相等
   C. 血浆蛋白的分子量大于晶体物质，故血浆胶体渗透压大于晶体渗透压

D. 血浆晶体渗透压对于保持细胞内外的水平衡极为重要

E. 血浆胶体渗透压对于血管内外的水平衡有重要作用

8. 以下哪项是临床上常用的等渗溶液

A. 0.09%NaCl 溶液 　　　　　　　　B. 5%NaCl 溶液

C. 0.9% 葡萄糖溶液 　　　　　　　　D. 50% 葡萄糖溶液

E. 0.9%NaCl 溶液

9. 合成血红蛋白的基本原料是

A. 铁和叶酸 　　　　　　　　　　　B. 钴和维生素 B_{12}

C. 钴和蛋白质 　　　　　　　　　　D. 铁和蛋白质

E. 蛋白质和内因子

10. 红细胞渗透脆性是指

A. 红细胞对高渗盐溶液的抵抗力

B. 红细胞在低渗盐溶液中膨胀破裂的特性

C. 红细胞在生理盐溶液中破裂的特性

D. 红细胞耐受机械撞击的能力

E. 红细胞相互撞击破裂的特性

11. 把血沉正常人的红细胞放入血沉快的人的血浆中,其红细胞的沉降率会

A. 不变 　　　　　　　　　　　　　B. 减慢

C. 增快 　　　　　　　　　　　　　D. 先不变,后增快

E. 先不变,后减慢

12. 小细胞低色素性贫血缺少

A. 维生素 B_1 　　　　　　　　　　B. 维生素 B_{12}

C. Ca^{2+} 　　　　　　　　　　　　D. Fe^{2+}

E. 维生素 K

13. 胃大部分切除后出现巨幼红细胞性贫血,是由于下列哪种物质吸收障碍所致

A. 蛋白质 　　　　　　　　　　　　B. 叶酸

C. 维生素 B_{12} 　　　　　　　　　　D. 脂肪

E. 铁

14. 数量最多的白细胞是

A. 中性粒细胞 　　　　　　　　　　B. 嗜碱性粒细胞

C. 嗜酸性粒细胞 　　　　　　　　　D. T 淋巴细胞

E. B 淋巴细胞

15. 血小板减少可导致皮肤出现出血点,主要原因是血小板

A. 不易聚集成团

B. 释放血管活性物质的量不足

C. 不能修复和保持血管内皮细胞完整性

D. 血管回缩障碍

E. 以上都不是

16. 关于生理性止血的机制，描述**错误**的是
    A. 包括局部缩血管反应、止血栓形成和血凝块出现
    B. 血小板与止血栓形成和血凝块出现有关
    C. 局部缩血管反应持续时间较短
    D. 出血时间比凝血时间短
    E. 血小板减少时，出血时间缩短

17. 依赖维生素 K 的凝血因子是
    A. FⅠ、PK、HK
    B. FⅡ、FⅤ、FⅧ、FⅫ
    C. FⅡ、FⅤ、FⅪ、FⅫ
    D. FⅡ、FⅦ、FⅨ、FⅩ
    E. FⅢ、FⅣ、FⅤ、FⅧ

18. 临床上，血友病 B 是由于缺乏
    A. FⅦ
    B. FⅧ
    C. FⅨ
    D. FⅩ
    E. FⅪ

19. 内源性与外源性凝血途径的共同途径始于
    A. FⅤ
    B. FⅧ
    C. FⅨ
    D. FⅩ
    E. FⅪ

20. 内源性凝血途径的始动因子是
    A. 因子Ⅻ
    B. 因子Ⅱ
    C. 因子Ⅹ
    D. 因子Ⅲ
    E. 因子Ⅶ

21. 外源性凝血途径的始动因子是
    A. 因子Ⅻ
    B. 因子Ⅱ
    C. 因子Ⅹ
    D. 因子Ⅲ
    E. 因子Ⅶ

22. 血液凝固的本质是
    A. 纤维蛋白的溶解
    B. 纤维蛋白的激活
    C. 纤维蛋白原变为纤维蛋白
    D. 血小板的聚集
    E. 凝血因子Ⅻ的激活

23. 血浆中最重要的抗凝物质是
    A. 尿激酶
    B. 抗凝血酶Ⅲ和肝素
    C. 激肽释放酶
    D. 组织激活物
    E. 蛋白质 C

24. 正常人血液中的血小板计数是
    A.（4~10）×10⁹/L
    B. 4 000~10 000 个 /cm
    C.（100~300）×10⁹/L
    D. 400 万 ~500 万个 /ml
    E.（3.5~5.0）×10⁹/L

25. 血浆胶体渗透压主要来自血浆的

    A. 钠离子   B. 葡萄糖

    C. 白蛋白   D. 球蛋白

    E. 纤维蛋白

26. 血浆晶体渗透压主要来自血浆的

    A. NaCl   B. 葡萄糖

    C. 白蛋白   D. 球蛋白

    E. 纤维蛋白

27. 某人的红细胞与 B 型血的血清凝集，其血清与 B 型血的红细胞也凝集，此人的血型为

    A. A 型   B. B 型

    C. O 型   D. AB 型

    E. Rh 型

28. 献血者为 A 型血，经交叉配血试验主侧不凝集而次侧凝集，受血者的血型应为

    A. B 型   B. AB 型

    C. A 型   D. O 型

    E. A 型或 B 型

29. 关于输血的叙述，**错误**的是

    A. 父母的血可直接输给子女

    B. O 型血可少量、缓慢输给其他血型者

    C. AB 型者可少量、缓慢接受其他血型血

    D. Rh 阳性者有可能接受 Rh 阴性的血液

    E. ABO 血型相符者输血前仍须做交叉配血

30. 新生儿溶血性贫血可能发生在

    A. Rh 阳性母亲所生 Rh 阳性婴儿   B. Rh 阳性母亲所生 Rh 阴性婴儿

    C. Rh 阴性母亲所生 Rh 阳性婴儿   D. Rh 阴性母亲所生 Rh 阴性婴儿

    E. B 和 C 都可能

B 型题

（31~34 题共用备选答案）

    A. 再生障碍性贫血   B. 小细胞低色素性贫血

    C. 巨幼红细胞性贫血   D. 肾性贫血

    E. 脾性贫血

31. 骨髓受到 X 线损害引起的贫血是

32. 内因子缺乏引起的贫血是

33. 脾功能亢进引起的贫血是

34. 肾病或肾切除引起的贫血是

（35~38 题共用备选答案）

    A. 红细胞膜上无 A、B 抗原，血清中含抗 A、抗 B 抗体

B.红细胞膜上含 B 抗原、血清中含抗 B 抗体

C.红细胞膜上含 A 抗原、血清中含抗 B 抗体

D.红细胞膜上含 B 抗原、血清中含抗 A 抗体

E.红细胞膜上同时含有 A 和 B 两种抗原,血清中无抗体

35. A 型血

36. B 型血

37. AB 型血

38. O 型血

四、简答题

1.简述血浆晶体渗透压和血浆胶体渗透压形成的主要物质及其生理作用。

2.简述常见贫血的病因及治疗原则。

3.简述血小板的生理功能。

4.简述血液凝固的基本过程。

5.什么是血型?临床常见的 ABO 血型系统的分型依据及具体分型情况?

6.输血原则有哪些?

第三部分　参考答案

一、名词解释

1.血浆蛋白　是血浆中多种蛋白质的总称。

2.血细胞比容　是指血细胞在全血中所占的容积百分比。

3.渗透压　指溶液所具有的吸引和保留水分子的能力。

4.等渗溶液　指渗透压与血浆渗透压相等的溶液。

5.红细胞沉降率　指将盛有抗凝血的血沉管垂直静置,观察第 1 小时末红细胞下沉的距离。

6.血液凝固　指血液由流动的液体状态变成不能流动的凝胶状态的过程。

7.血清　指血液凝固后 1~2 小时,血凝块逐渐回缩,析出的淡黄色液体。

8.生理性止血　指小血管损伤后,血液从小血管内流出,数分钟后出血自行停止的现象。

9.血型　指血细胞膜上特异性抗原的类型。

二、填空题

1.血浆　血细胞

2.红细胞　白细胞　血小板

3.白蛋白　球蛋白　纤维蛋白原

4.血浆晶体渗透压　血浆胶体渗透压

5. 0.9%NaCl 溶液（又称生理盐水）　5% 葡萄糖溶液

6. $(4.0\sim5.5)\times10^{12}/L$　$(3.5\sim5.0)\times10^{12}/L$

7. 120~160g/L　110~150g/L

8. 40%~50%　37%~48%

9. $(4.0\sim10.0)\times10^{9}/L$　$(100\sim300)\times10^{9}/L$

10. 受损的小血管收缩　血小板血栓　血液凝固

11. 凝血酶原激活物的形成　凝血酶的形成　纤维蛋白的形成

12. A 型　B 型　AB 型　O 型

三、选择题

1. B	2. E	3. E	4. E	5. C	6. D	7. C	8. E
9. D	10. B	11. C	12. D	13. C	14. A	15. C	16. E
17. D	18. C	19. D	20. A	21. D	22. C	23. B	24. C
25. C	26. A	27. A	28. B	29. A	30. C	31. C	32. C
33. E	34. D	35. C	36. D	37. E	38. A		

四、简答题

1. ①血浆晶体渗透压形成的主要物质来源于 NaCl,其生理作用为调节细胞内外水的平衡和维持血细胞的正常形态。②血浆胶体渗透压形成的主要物质来源于白蛋白,其生理作用为调节血管内外水的平衡和维持正常的血浆容量。

2. 常见贫血的病因及治疗原则　①再生障碍性贫血:病因是各种原因造成骨髓造血功能抑制,使血细胞少;治疗原则是骨髓移植。②缺铁性贫血:病因是合成血红蛋白的主要原料铁缺乏,使血红蛋白合成减少,红细胞减少;治疗原则是多摄入一些含铁量高的食物或药物。③巨幼红细胞性贫血:病因是缺乏叶酸或维生素 B_{12},造成 DNA 合成受阻,幼红细胞分裂增殖减慢,使红细胞的体积相对增大,体内成熟的红细胞数量减少;治疗原则是补充叶酸或维生素 B_{12}。

3. 血小板的生理功能　①参与生理性止血:过程包括受损的小血管收缩、血小板形成止血栓和血液凝固。②促进血液凝固。③维持毛细血管壁的完整性:血小板能黏附于毛细血管壁以填补血管内皮细胞脱落留下的空隙,并与内皮细胞融合,促进内皮细胞的修复,从而维持毛细血管壁的完整性。

4. 血液凝固的基本过程如下:①凝血酶原激活物的形成。②凝血酶的形成。③纤维蛋白的形成。其中凝血酶原激活物的形成根据 FX 的激活过程不同,可分为内源性凝血途径和外源性凝血途径。

5. 血型是指血细胞膜上特异性抗原的类型。临床常见的 ABO 血型系统的分型依据是红细胞膜上 A 抗原和 B 抗原的种类。具体分为以下四型:A 型、B 型、AB 型、O 型。凡红细胞膜上只含有 A 抗原者称为 A 型,只含有 B 抗原者称为 B 型,同时含有 A 抗原和 B 抗原者称为 AB 型,A 抗原和 B 抗原均无者称为 O 型。

6. 输血原则有以下几点:①输血前必须鉴定血型,保证供血者与受血者血型相合。

②即使血型相合，输血前也必须做交叉配血试验。其中交叉配血试验是指将供血者的红细胞与受血者的血清相混合称为交叉配血试验的主侧；再将受血者的红细胞与供血者的血清相混合称为交叉配血试验的次侧。如果主侧、次侧均没有发生凝集反应，为配血相合，可以进行输血；如果主侧发生凝集反应，不管次侧结果如何，均为配血不合，严禁输血；如果主侧不发生凝集反应，而次侧发生凝集反应，则为配血基本相合，仅在紧急情况下考虑少量输血。

（王　腾　许秀娟）

第四章 | 血液循环

第一部分　学习小结

一、心脏生理

（一）心肌细胞的生物电活动

心肌细胞可分为两大类：一类是工作细胞，包括心房肌细胞和心室肌细胞，主要执行收缩功能；另一类为自律细胞，主要包括窦房结细胞和浦肯野细胞，可自动产生节律性兴奋。根据心肌细胞动作电位去极化快慢不同，可将心肌细胞分为快反应细胞和慢反应细胞两类。

1. 工作细胞的跨膜电位及其形成机制（以心室肌为例）☆重点

（1）静息电位：心室肌细胞的静息电位为 $-90\sim-80\text{mV}$，主要是 K^+ 外流产生的电 - 化学平衡电位。

（2）动作电位※难点：心室肌细胞动作电位包括去极化和复极化两个过程，由 0、1、2、3、4 五个时期组成。

a. 0 期（快速去极化期）：Na^+ 内流引起。

b. 1 期（快速复极化初期）：由 K^+ 外流引起。

c. 2 期（缓慢复极期）：当膜电位复极到 0mV 左右时，复极速度变得非常缓慢，膜电位基本保持在 0mV 左右，历时 100~150ms，此期动作电位曲线较平坦，形成坡度很小的平台，故称为平台期。此期主要是由于慢 Ca^{2+} 通道开放，Ca^{2+} 缓慢持续内流与 K^+ 少量外流处于平衡状态所致。平台期是心室肌细胞动作电位区别于骨骼肌细胞和神经细胞动作电位的主要特征。

d. 3 期（快速复极化末期）：由 K^+ 大量外流形成。

e. 4 期（静息期）：膜电位恢复到静息电位水平，此时膜上钠泵、Na^+-Ca^{2+} 交换体和钙泵的活动增强，将 Na^+、Ca^{2+} 转运到细胞外，同时将 K^+ 转运入细胞内，使细胞内外离子浓度恢复到兴奋前的水平。

2. 自律细胞的跨膜电位及其形成机制 ☆重点※难点

自律细胞跨膜电位的特点是 4 期膜电位不稳定，复极化至 3 期末，膜电位达到最大复极电位（也称最大舒张电位）时，能够立即进行自动缓慢去极化，称为 4 期自动去极化。当自动去极化达到阈电位水平时，就可产生一次新的动作电位。4 期自动去极化是自律细胞自律性形成的基础，也是自律细胞生物电的共同特征。

（1）窦房结 P 细胞的动作电位：窦房结 P 细胞的动作电位全程仅分为 0、3、4 三期。0 期由 Ca^{2+} 内流引起；当 P 细胞动作电位 3 期复极完毕，立即开始自动去极化，进入 4 期；4 期自动去极化的机制主要是 K^+ 外流进行性衰减，Na^+ 内流进行性增强，伴有 Ca^{2+} 缓慢内流。

（2）浦肯野细胞的动作电位：除 4 期外，其动作电位形成原理与心室肌细胞基本相同，全过程可分为 0、1、2、3、4 五个时期。4 期自动去极化是由于 Na^+ 内流进行性增强和 K^+ 外流进行性衰减引起。

（二）心肌的生理特性

心肌具有自律性、兴奋性、传导性和收缩性四种生理特性。其中自律性、兴奋性和传导性都是以心肌细胞的生物电活动为基础的，属于电生理特性，而收缩性是以收缩蛋白相互作用为基础的，属于机械特性。

1. 自律性 ★重点　心肌在没有外来刺激的情况下，能自动产生节律性兴奋的能力或特性称为自动节律性，简称自律性。4 期自动去极化是自律性的生物电基础。心脏各部分的自律性不同：窦房结 P 细胞自律性最高，约 100 次 /min；房室结次之，约 50 次 /min；浦肯野细胞自律性最低，约 25 次 /min。正常情况下，窦房结是控制心脏兴奋和搏动的正常部位，称为正常起搏点。以窦房结为起搏点控制的心脏活动节律，称窦性心律；其他部位的自律细胞受来自窦房结冲动的控制，其自律性不能表现出来，仅起兴奋传导作用，称为潜在起搏点。由潜在起搏点控制的心脏活动节律，称异位心律。

影响自律性的因素有：①4 期自动去极化的速度。②最大复极电位和阈电位水平。

2. 传导性 ★重点　指心肌细胞具有传导兴奋的能力或特性。

（1）心脏内兴奋传导的途径和特点：窦房结发出的兴奋通过心房肌传播到左、右心房，并沿心房内优势传导通路传到房室结（房室交界区），再由房室束和左右束支传到浦肯野纤维网，引起心室肌兴奋。

兴奋在心脏各部分的传导速度不同，普通心房肌的传导速度约 0.4m/s；心房"优势传导通路"为 1.0~1.2m/s；心室肌约 1m/s。因此，房室结的兴奋可沿浦肯野纤维网迅速传遍整个心室肌，从而保证了左、右心室的同步收缩。房室结区传导速度最慢，仅为 0.02m/s，浦肯野纤维传导速度最快可达 4m/s。房室结区是窦房结的兴奋从心房传到心室的唯一通道，兴奋在此处延搁一段时间后才能传向心室，这种现象称为房室延搁。生理意义在于保证心室收缩发生在心房收缩之后，有利于心室的充盈和射血；但也使房室交界成为传导阻滞的好发部位。※难点

（2）影响传导性的因素：①结构因素。②生理因素。

3. 兴奋性

（1）心肌兴奋性的周期性变化 ★重点

a. 有效不应期（ERP）：包括绝对不应期和局部反应期。从 0 期去极化开始到 3 期复极达 −55mV，无论给予心肌多强的刺激，都不会引起心肌细胞发生去极化反应，称为绝对不应期（ARP）。从 3 期复极 −55mV 到 −60mV 这段时期内，给予阈上刺激，可使膜产生局部反应，但不能爆发新的动作电位，称为局部反应期。心肌的有效不应期特别长，包含了

收缩期和舒张早期，是其兴奋性变化的重要特点，其意义是使心肌不产生强直收缩，有利于心室充盈和射血。

b. 相对不应期：3 期复极化的 −80~−60mV 这段时期内，若给予心肌一个阈上刺激，则可能产生一次新的动作电位，称为相对不应期（RRP）。此时心肌的兴奋性已逐渐恢复，但仍低于正常。

c. 超常期：膜电位恢复至 −90~−80mV 这段时期内，若给予心肌一个阈下刺激，就可产生一次新的动作电位，表明此期心肌的兴奋性高于正常，故称为超常期（SNP）。

（2）影响兴奋性的因素：兴奋性的高低取决于离子通道的性状以及静息电位（或最大复极电位）与阈电位之间的差距。※难点

（3）期前收缩与代偿间歇 ★重点※难点：在心室肌有效不应期之后，下次窦房结的正常兴奋到达之前，心室肌受到一次额外（人工或病理）的刺激，则可提前产生一次兴奋和收缩，分别称为期前兴奋和期前收缩。由于期前兴奋也有它自己的有效不应期，所以紧接在期前收缩之后往往出现一段较长的舒张期，称为代偿间歇。

4. 收缩性　与骨骼肌比较，心肌收缩性具有以下特点：①同步收缩。②不发生强直收缩。③对细胞外液 Ca^{2+} 的依赖性。

（三）心电图

将检测电极安置在人体体表特定的部位，便可记录到各种反映心脏电活动的图形，称为心电图。典型的心电图具有以下波形：★重点

1. P 波　反映左、右心房去极化过程。正常 P 波小而圆钝，历时 0.08~0.11s，波幅不超过 0.25mV。

2. QRS 波群　反映左、右两心室去极化过程。历时约 0.06~0.10s，代表兴奋在心室内传播所需的时间。

3. T 波　反映左、右心室复极化过程的电位变化。历时约 0.05~0.25s，波幅一般为 0.1~0.8mV。

4. U 波　历时 0.1~0.3s，波幅一般小于 0.05mV，方向一般与 T 波一致。一般认为 U 波可能与浦肯野纤维网的复极化有关。

5. PR 间期（或 PQ 间期）　是指从 P 波起点到 QRS 波群起点之间的时间，反映心房开始兴奋到心室开始兴奋所需要的时间，也称为房室传导时间，一般历时约为 0.12~0.20s。

6. Q-T 间期　是指从 QRS 波群起点到 T 波终点之间的时间，反映心室从开始去极化到完全复极化所需的时间，一般历时约为 0.36~0.44s。Q-T 间期的长短与心率成反变关系。

7. ST 段　是指从 QRS 波群终点到 T 波起点之间的线段。代表心室肌细胞均处于去极化状态（相当于动作电位的平台期），正常时 ST 段应与基线平齐，常描记为一段直线。

（四）心脏的泵血功能

1. 心率与心动周期

（1）心率：每分钟心脏跳动的次数称为心率。正常成人安静时，心率为 60~100 次 /min。心率可因年龄、性别和其他生理情况而不同。

（2）心动周期：心脏每收缩和舒张一次，构成一个机械活动周期，称为心动周期。心动周期的长短与心率成反变关系，若心率加快，则心动周期缩短，收缩期和舒张期都相应

缩短,但舒张期缩短的程度更大。在一个心动周期中,心房和心室的舒张期都长于收缩期,这既有利于静脉血液的回流和心室的血液充盈,又能让心肌得到充分的休息。从心室舒张开始到下一个心动周期心房开始收缩为止,心房、心室都处于舒张期,称为全心舒张期。心房和心室的收缩不同步,左、右心房和左、右心室的活动是同步的。

2. 心脏的泵血过程

在一个心动周期中,心房、心室顺序收缩,心腔内的压力、容积、血流以及心脏瓣膜的开启和关闭将按照一定的时间顺序发生一系列周期性的变化,见表4-1。

表4-1 各时期压力、瓣膜、血流、容积的变化

时相	压力变化	房室瓣	A瓣	血流方向	容积
等容收缩期	房<室<A	关	关	不变	不变
快速射血期	房<室>A	关	开	室→A	↓↓
减慢射血期	房<室<A	关	开	室→A	↓
等容舒张期	房<室<A	关	关	不变	不变
快速充盈期	房>室<A	开	关	V→房→室	↑↑
减慢充盈期	房>室<A	开	关	V→房→室	↑
心房收缩期	房>室<A	开	关	房→室	↑

注:A代表动脉;V代表静脉。

3. 心音

在心动周期中,心肌收缩、瓣膜启闭以及血液流速改变等因素引起的振动,通过心脏周围组织传递到胸壁,用听诊器可以在胸壁相应部位听到声音,称为心音。正常人在一个心动周期中可产生四个心音,即第一、第二、第三、第四心音。通常使用听诊的方法只能听到第一心音和第二心音(表4-2)。

表4-2 第一心音与第二心音的鉴别 ☆重点

鉴别点	第一心音	第二心音
性质	音调低、时间长	音调高,时间短
生理意义	标志心室收缩开始	标志心室舒张开始
最佳听诊部位	左锁中线第五肋间交界处内侧1~2cm	第二肋间胸骨左右缘
临床意义	心室肌收缩力大小;房室瓣功能	动脉血压高低;动脉瓣功能

4. 心脏泵血功能的评价 ☆重点

(1)每搏输出量和射血分数:一侧心室每收缩一次所射出的血量称为每搏输出量,简称搏出量。正常成人安静状态下搏出量60~80ml,相当于心室舒张末期容积与收缩末期容积之差。搏出量占心室舒张末期容积的百分比,称为射血分数。健康成人安静时的射血分数约为55%~65%。

(2)每分输出量和心指数:一侧心室每分钟射出的血液量,称为每分输出量,也称心输出量。心输出量等于搏出量与心率的乘积。人体安静状态时心输出量与体表面积成正

比，以每平方米体表面积计算的心输出量称为心指数。安静和空腹情况下测定的心指数称静息心指数。

（3）心脏做功量：心脏做功量也是临床上评价心脏泵血功能的重要指标。

5. 影响心输出量的因素★重点

（1）搏出量：心率不变时，搏出量增加，则心输出量增加；反之则减少。搏出量的多少取决于前负荷、后负荷和心肌收缩能力等因素。

a. 前负荷：心肌的前负荷是指心室舒张末期的血液充盈量或容积。在一定范围内，前负荷增大，心室肌初长度增加，心肌收缩力增强，搏出量增多。这种通过改变心肌初长度而引起心肌收缩力改变的调节，称为异长自身调节。※难点

b. 后负荷：心肌后负荷是指大动脉血压。如其他条件不变，动脉血压升高，后负荷增加，导致等容收缩期延长，射血期缩短，射血速度减慢，搏出量减少。※难点

c. 心肌收缩能力：是指不依赖于前、后负荷而能改变其收缩强度和速度的内在特性。这种通过心肌收缩能力的变化来调节搏出量的方式，称为等长自身调节。

（2）心率：在一定范围内，心输出量与心率呈正变关系。但心率过快或过慢，心输出量均会减少。

6. 心脏泵血功能的储备

心输出量可随机体代谢需要而增加的能力，称为心泵功能储备或心力储备。心力储备包括搏出量储备和心率储备两部分。

二、血管生理

（一）各类血管的结构和功能特征

1. 弹性贮器血管　弹性贮器血管是指主动脉、肺动脉干及其发出的最大分支，其管壁较厚且坚韧，中膜含有丰富的弹性纤维，使其富有弹性和可扩张性，起类似弹性贮器作用。

2. 分配血管　分配血管是指中动脉。

3. 毛细血管前阻力血管　毛细血管前阻力血管是指小动脉和微动脉。小动脉和微动脉的血流阻力被称为外周阻力。

4. 毛细血管前括约肌　在真毛细血管的起始部常有平滑肌环绕，称为毛细血管前括约肌。

5. 交换血管　毛细血管是血管内、外物质交换的主要场所，故称为交换血管。

6. 毛细血管后阻力血管　毛细血管后阻力血管指微静脉。其舒缩活动可影响毛细血管前、后阻力的比值，从而改变毛细血管血压、血容量及体液在血管内、外的分布。

7. 容量血管　静脉数量较多，口径大，管壁薄，可扩张性较大，故其容量较大，在血管系统中起着血液储存库的作用。

8. 短路血管　血管床中的小动脉和小静脉之间存在的直接吻合支，称为短路血管，与体温调节有关。

（二）血流量、血流阻力和血压

1. 血流量　血流量是指单位时间内流过血管某一横截面的血量，也称容积速度。

2. 血流阻力　血流阻力是指血液在血管内流动时所遇到的阻力。血流阻力与血管长度和血液的黏滞度成正比，与血管半径的四次方成反比。

3. 血压 ★重点　血压指血管内流动的血液对单位面积血管壁的侧压力,即压强。

(三) 动脉血压与动脉脉搏

1. 动脉血压 ★重点

(1) 动脉血压的概念和正常值:在一个心动周期中,动脉血压随着心室的收缩和舒张而发生规律性的波动。心室收缩期内,动脉血压上升达到的最高值称为收缩压;心室舒张期内,动脉血压降低达到的最低值称为舒张压。收缩压与舒张压之差称为脉搏压,简称脉压。一个心动周期中,动脉血压的平均值称为平均动脉压,约等于舒张压＋1/3 脉压。★重点

通常测量上臂肱动脉血压用来代表主动脉血压。我国健康青年人安静状态时收缩压为 100~120mmHg,舒张压为 60~80mmHg,脉压为 30~40mmHg。★重点

(2) 动脉血压的形成:循环系统内足够的血液充盈是形成动脉血压的前提。

在血液充盈的前提条件下,心室收缩射血和外周阻力是形成动脉血压的两个根本因素;此外,大动脉管壁的弹性在动脉血压形成和维持中也起重要作用。★重点

(3) 影响动脉血压的因素:凡能影响动脉血压形成的各种因素,都能影响动脉血压。★重点 ※难点

1) 搏出量:搏出量改变主要影响收缩压。其他因素不变,当搏出量增加时,动脉血压升高,收缩压明显升高,脉压增大。反之,搏出量减少时,收缩压下降更为显著,脉压减小。因此,收缩压的高低主要反映搏出量的多少。

2) 心率:心率的改变对舒张压影响更显著。若其他因素不变,心率加快时,心动周期缩短,心舒期缩短更明显,在心舒期内流向外周的血量明显减少,故心舒期末在主动脉内存留的血量增多,舒张压明显升高,脉压减小。反之,心率减慢时,舒张压下降显著,脉压增大。

3) 外周阻力:外周阻力主要影响舒张压。若其他因素不变,外周阻力增大时,心舒期内血液流至外周的速度减慢,心舒期末存留在大动脉内的血量增多,故舒张压明显升高,脉压减小。反之,外周阻力减小时,主要使舒张压降低,脉压增大。因此,舒张压的高低主要反映外周阻力的大小。

4) 大动脉的弹性贮器作用:大动脉管壁的弹性具有缓冲动脉血压波动的作用。老年人由于动脉管壁硬化、弹性纤维减少,导致大动脉管壁的弹性减退,对血压的缓冲作用减弱,因而使收缩压升高,舒张压降低,脉压增大。

5) 循环血量和血管容量:循环血量与血管容量相适应是正常血压形成的前提条件。大失血时,循环血量减少,动脉血压降低。过敏反应时,血管容量增大,动脉血压降低。

2. 动脉脉搏　脉搏常用来反映心脏功能状态、动脉血压高低以及血管壁的弹性。桡动脉搏动点是临床上脉搏测量的常选部位。

(四) 微循环

微循环是指微动脉与微静脉之间的血液循环,基本功能是实现物质交换。

1. 微循环的组成 ★重点　典型的微循环包括微动脉、后微动脉、毛细血管前括约肌、真毛细血管、通血毛细血管、动 - 静脉吻合支和微静脉七个部分。

2. 微循环的血流通路 ★重点

(1) 迂回通路:迂回通路是指血液从微动脉出发,经后微动脉、毛细血管前括约肌、真

毛细血管网汇集到微静脉的通路。是血液与组织细胞进行物质交换的主要部位，故又称为营养通路。

（2）直捷通路：直捷通路是指血液从微动脉经后微动脉、通血毛细血管进入微静脉的通路。主要功能是使一部分血液迅速通过微循环经静脉流回心脏，很少进行物质交换。

（3）动 - 静脉短路：动 - 静脉短路是指血液从微动脉经动 - 静脉吻合支直接回流到微静脉的通路，又称为非营养通路，其功能是参与体温调节。

3. 微循环血流量的调节

（1）局部代谢产物的影响：后微动脉和毛细血管前括约肌主要受缺 O_2 和局部代谢产物的调节。

（2）神经和体液调节：微动脉和微静脉的舒缩活动受交感神经和去甲肾上腺素、肾上腺素等神经体液因素的调节。

4. 血液与组织液的物质交换　血液和组织液之间物质交换的方式主要包括：①扩散。②滤过与重吸收③吞饮。

（五）组织液生成与淋巴循环

1. 组织液的生成与回流★重点　组织液的生成和回流取决于有效滤过压，有效滤过压由毛细血管血压、血浆胶体渗透压、组织液胶体渗透压和组织液静水压四种力量共同形成。其中毛细血管血压和组织液胶体渗透压是促进毛细血管内液体滤出生成组织液的力量，而血浆胶体渗透压和组织液静水压则是将液体重吸收入血管内，促使组织液回流的力量。滤过力量与重吸收力量之差，称为有效滤过压。其关系可用下式表示：

有效滤过压 =（毛细血管血压 + 组织液胶体渗透压）-（血浆胶体渗透压 + 组织液静水压）

若有效滤过压为正值，液体从毛细血管滤出，组织液生成；若有效滤过压为负值，液体重吸收入毛细血管，组织液回流。

2. 影响组织液生成与回流的因素★重点※难点　组织液的生成与回流主要受毛细血管血压、血浆胶体渗透压、毛细血管壁通透性和淋巴液回流等因素的影响。

（1）毛细血管血压：毛细血管血压是促进组织液生成的主要因素。毛细血管血压升高时，有效滤过压增大，组织液生成增多或回流减少。例如，右心衰时，心脏射血能力下降，舒张期室内压升高，中心静脉压升高，静脉回流受阻，静脉系统淤血，毛细血管后阻力增大，静脉端毛细血管血压升高，有效滤过压增大，组织液回流减少，引起组织水肿。如炎症部位小动脉扩张，毛细血管前阻力降低，动脉端毛细血管血压升高，有效滤过压增大，组织液生成增多，形成局部水肿。

（2）血浆胶体渗透压：血浆胶体渗透压是促进组织液回流的力量。当血浆胶体渗透压降低时，有效滤过压增大，组织液回流减少。如某些肝肾疾病或营养不良，由于蛋白质摄入与合成不足或者丢失过多，导致血浆胶体渗透压降低，有效滤过压增大而发生水肿。

（3）淋巴回流：任何原因导致淋巴回流受阻，受阻部位的远端均会因组织液回流减少而出现组织水肿。如丝虫病、肿瘤压迫的水肿均与淋巴回流受阻有关。

（4）毛细血管壁的通透性：正常情况下，蛋白质分子几乎不能透过毛细血管壁，毛细血管内外胶体渗透压保持一定比例。如烧伤、过敏性反应等情况时，毛细血管壁通透性异常增大，部分血浆蛋白渗出，血浆胶体渗透压降低，组织液胶体渗透压升高，有效滤过压增大，组织液生成增多，出现局部水肿。

3. 淋巴循环

（1）淋巴液生成与回流：组织液进入毛细淋巴管即成为淋巴液。

（2）淋巴循环的生理意义：①回收蛋白质。②运输脂肪和其他营养物质。③调节血浆和组织液的液体平衡。④防御和免疫功能。

（六）静脉血压与静脉血流

1. 静脉血压　通常将右心房和胸腔内大静脉的血压称为中心静脉压。其正常值为4~12cmH$_2$O。中心静脉压取决于心脏射血能力和静脉回心血量之间的相互关系。☆**重点**

测定中心静脉压可反映心脏的功能状态和静脉回心血量，中心静脉压是临床判断心血管功能的重要指标，也是临床控制补液速度和补液量的监测指标。☆**重点**

2. 影响静脉回心血量的因素☆**重点**※**难点**

（1）体循环平均充盈压：体循环平均充盈压是反映血管系统充盈程度的重要指标，它是由循环血量和血管容量之间的相互关系决定的。

（2）心肌收缩力：心肌收缩力是影响静脉回心血量最重要的因素。心肌收缩力增强时，射血量增多，心室内剩余血量减少，心舒期室内压较低，从而对心房和静脉内血液的"抽吸"作用增强，中心静脉压降低，故静脉回心血量增多；反之，心肌收缩力减弱，静脉回心血量减少。右心衰竭时，右心室收缩力减弱，不能及时把血液射入肺动脉，因而心舒期右心室内压升高，体循环静脉血回流受阻，患者可出现肝脾充血肿大、下肢水肿、颈静脉怒张等体循环静脉淤血的症状；左心衰竭时，左心室收缩力减弱，血液淤积在左心房和肺静脉，可影响肺静脉血液回流，患者可出现肺淤血、肺水肿等肺循环障碍的症状。

（3）重力和体位改变：静脉血管管壁薄、管腔大、压力低、易扩张，故静脉血流易受重力和体位影响。当人体由平卧位或下蹲位突然转为直立位时，由于重力的作用，大量血液滞留于心脏以下部位的血管中，静脉回心血量减少，心输出量减少，导致脑供血不足而出现头晕、眼前发黑，甚至晕厥等现象，这种现象称为直立性低血压。

（4）骨骼肌的挤压作用：骨骼肌收缩，肌肉内和肌肉间的静脉受到挤压，促进静脉血回流。肌肉舒张时，由于静脉内血液减少，外周静脉压降低，对远端血液产生抽吸作用，血液由毛细血管流入静脉，静脉充盈。可见，骨骼肌交替收缩和舒张通过挤压和抽吸起到类似"泵"的作用，称为"肌肉泵"。

（5）呼吸运动：吸气时，胸廓扩大，胸膜腔负压值增加，胸腔内大静脉和右心房扩张更显著，中心静脉压降低，促进静脉血液回流。呼气时，胸廓缩小，胸膜腔负压值减小，中心静脉压升高，则静脉回心血量减少。

三、心血管活动的调节

（一）神经调节

1. 心脏和血管的神经支配☆**重点**

（1）心脏的神经支配：心脏受心交感神经和心迷走神经双重支配。

a. 心交感神经及其作用：心交感神经对心脏起兴奋作用。心交感神经节后纤维末梢释放的递质为去甲肾上腺素（NA）。NA 与心肌细胞膜上的 β_1 受体结合，使心率加快，房室传导加速，心肌收缩力增强，即产生正性变时、正性变传导和正性变力作用，此种活动可以被 β 受体拮抗剂如普萘洛尔（心得安）等阻断。两侧交感神经对心脏的支配各有侧重，左侧心交感神经主要支配房室结和心室肌，主要作用是加强心肌收缩力，而右侧心交感神经主要支配窦房结，主要作用是引起心率加快。

b. 心迷走神经及其作用：心迷走神经节后纤维末梢释放的递质是乙酰胆碱（ACh）。ACh 与心肌细胞膜上的 M 受体结合，使心率减慢，房室传导速度减慢，心肌收缩力减弱，即产生负性变时、负性变传导和负性变力作用。其结果是心输出量减少，血压降低，即对心脏产生抑制作用，该作用可被 M 受体拮抗剂阿托品等阻断☆重点。两侧心迷走神经对心脏的作用也有差异。右侧心迷走神经主要影响窦房结，降低心率；左侧心迷走神经对房室结的影响占优势，主要效应是减慢房室传导速度。

c. 支配心脏的肽能神经元：可能参与对心肌和冠状血管活动的调节。

（2）血管的神经支配：除毛细血管外，绝大部分血管仅受交感缩血管神经纤维支配，只有部分血管受交感缩血管神经纤维和某些舒血管神经纤维的双重支配。

a. 交感缩血管神经纤维：交感缩血管神经节后纤维末梢释放的递质为去甲肾上腺素，主要与血管平滑肌上的 α 受体结合，引起血管平滑肌收缩，外周阻力增加，血压升高。

b. 交感舒血管神经纤维：一些动物如猫和狗的骨骼肌血管中，不仅受交感缩血管神经纤维的支配，还受交感舒血管神经纤维支配。其节后神经纤维末梢释放递质 ACh，与血管平滑肌上的 M 受体结合，使骨骼肌血管舒张，血流量增加，满足骨骼肌在运动时对血流量增加的需要。

c. 副交感舒血管神经纤维：主要分布在脑膜、唾液腺、胃肠道外分泌腺和外生殖器等少数器官的血管，与交感缩血管神经纤维共同支配这些器官的血管平滑肌，其节后纤维末梢释放的递质为 ACh，通过与 M 受体结合，使血管舒张，血流量增加。

2. 心血管中枢

（1）延髓心血管中枢：动物实验结果表明，延髓是调节心血管活动最基本的中枢，也是最重要的心血管中枢部位，延髓腹外侧区可能是调控心血管活动的关键部位。延髓心血管中枢包括心迷走中枢、心交感中枢和交感缩血管中枢。心迷走中枢位于延髓迷走神经背核和疑核；心交感中枢和交感缩血管中枢位于延髓头端腹外侧部。这些中枢平时都具有紧张性活动，分别通过心迷走神经、心交感神经和交感缩血管神经纤维持续发放神经冲动，调节心血管的活动。

（2）延髓以上的心血管中枢：在延髓以上的脑干部分、下丘脑、大脑和小脑中都存在与心血管活动有关的神经元。下丘脑的功能整合作用最为重要。

3. 心血管反射

（1）颈动脉窦和主动脉弓压力感受性反射☆重点：在颈动脉窦和主动脉弓血管壁外膜下有丰富的感觉神经末梢，能感受血管壁所受到的机械牵张刺激，称为压力感受器。当动脉血压升高时，动脉管壁扩张，压力感受器因受牵张刺激发放传入冲动增多，分别经窦神经（加入舌咽神经）和主动脉神经（加入迷走神经）传入延髓。经心血管中枢的整合作用，使心迷走紧张增强，心交感紧张和交感缩血管紧张减弱，通过心迷走神经、心交感神经和交感缩血管神经纤维作用于心脏和血管，使心率减慢，心肌收缩力减弱，心输出量减少，血管扩张，外周阻力下降，致使动脉血压下降，这一反射称为压力感受性反射。由于此反射引起的效应主要是动脉血压下降，所以也称为降压反射。相反，当动脉血压突然降低（如直立性低血压）时，对颈动脉窦和主动脉弓压力感受器的刺激减弱，传入到心血管中枢的冲动减少，引起心迷走紧张减弱，心交感紧张和交感缩血管紧张增强，结果使动脉血压回升。可见，压力感受性反射是一种典型的负反馈调节，具有双向调节作用，其生理意义在于防止动脉血压发生过大波动，维持动脉血压的相对稳定。

（2）颈动脉体和主动脉体化学感受性反射：在颈动脉窦和主动脉弓附近，分别有颈动脉体和主动脉体，能感受血液中的 PO_2、PCO_2 和 H^+ 浓度的变化，称为化学感受器。在正常情况下，颈动脉体和主动脉体化学感受性反射的作用主要是调节呼吸运动，对心血管活动并不起明显的调节作用。在低 O_2、窒息、失血、动脉血压过低等应激状态下，此反射才发挥明显的调节心血管活动的作用，优先保证心、脑等重要器官的血液供应。

（3）其他心血管反射：除上述反射活动外，机体还存在着许多其他心血管反射。

（4）心血管反射的中枢整合模式：不同的生理状态下，心血管活动有不同的整合模式。

（二）体液调节

心血管活动的体液调节，包括全身性体液调节和局部性体液调节。

1. 肾上腺素和去甲肾上腺素★**重点**　血液中的肾上腺素和去甲肾上腺素，同属儿茶酚胺类物质，主要来自于肾上腺髓质，仅有少量的去甲肾上腺素来自交感神经节后肾上腺素能纤维末梢。

肾上腺素可与 α 和 β（包括 $β_1$ 和 $β_2$）两类受体结合。在心脏，肾上腺素与 $β_1$ 受体结合后，使心率加快，心肌收缩力加强，心输出量增多，临床上常作为"强心药"使用；去甲肾上腺素主要与 α 受体结合，引起机体绝大多数血管收缩，外周阻力增大，使动脉血压升高，临床上常作为"升压心药"使用。去甲肾上腺素与 β 受体（尤其是 $β_2$ 受体）结合的能力较弱，故对心脏的作用远不如肾上腺素强，且去甲肾上腺素升高血压的作用，可使降压反射活动增强，掩盖其对心脏的直接作用，而表现为心率减慢。

2. 肾素 - 血管紧张素 - 醛固酮系统　肾素是由肾脏近球细胞合成和分泌的一种蛋白水解酶，可将血浆中的血管紧张素原水解为血管紧张素 I（Ang I）。Ang I 在血管紧张素转换酶（ACE）的作用下转变成血管紧张素 II（Ang II）。Ang II 在氨基肽酶的作用下转变成血管紧张素 III（Ang III）。其中 Ang II 的作用最为重要，其主要作用有：①直接促进全身微动脉收缩，使外周阻力增大，也可促进静脉收缩，使静脉回心血量增多，心输出量增加，血压升高。②促进交感神经节后纤维末梢释放去甲肾上腺素，增强交感缩血管效应，使血压升高。③与 Ang III 共同刺激肾上腺皮质球状带合成和释放醛固酮。醛固酮能促进肾小管、集合管对 Na^+ 和水的重吸收，使血容量增加，血压升高。④作用于中枢神经系统，使交感缩血管中枢紧张性加强，外周阻力增大，血压升高。由于肾素、血管紧张素和醛固酮之间关系密切，对电解质和体液平衡的维持以及血压的调节均有重要的调节作用，因此，将它们合称为肾素 - 血管紧张素 - 醛固酮系统（RAAS）。

3. 血管升压素　血管升压素（VP）是由下丘脑视上核和室旁核神经元合成，经下丘脑 - 垂体束运输到神经垂体储存并释放的肽类激素。其作用是促进远曲小管和集合管对水的重吸收,使尿量减少,故又称为抗利尿激素(ADH)。在完整机体内,血液中 VP 浓度升高时,首先出现抗利尿效应,只有当其浓度明显高于正常时,才可产生强烈的缩血管效应,引起血压升高。

4. 心房钠尿肽　心房钠尿肽(ANP)又称心钠素,是由心房肌细胞合成和释放的一种多肽类激素。ANP 具有强烈的利尿、排钠、舒张血管作用。

5. 其他体液因素

(1) 组织代谢产物:组织代谢产物如 CO_2、乳酸、腺苷、H^+、K^+ 等均能使局部的后微动脉、毛细血管前括约肌扩张,使局部血流量增多。

(2) 血管内皮生成的血管活性物质:血管内皮细胞合成的舒血管物质主要有一氧化氮、前列环素,二者均可使血管舒张;血管内皮细胞还可合成多种缩血管物质,其中内皮素(ET)是目前已知的最强烈的缩血管物质。

(3) 激肽:激肽由血浆中的激肽原在激肽释放酶的作用下水解产生,是具有舒血管作用的多肽类物质。常见的有缓激肽和血管舒张素。

(4) 组胺:组胺具有强烈的舒血管作用,并能使毛细血管和微静脉的管壁通透性增加,使血浆渗漏入组织,导致局部水肿。

(5) 前列腺素:前列腺素(PG)是一组脂类物质。其中,PGE_2 和 PGI_2 具有舒血管作用,而 $PGF_{2\alpha}$ 则可使静脉血管收缩,调节局部血流量。

四、器官循环

(一)冠脉循环

1. 冠脉血流的特点

(1) 血压高,血流量大。

(2) 摄 O_2 率高,耗 O_2 量大。

(3) 冠脉血流受心室舒缩的影响较大:冠脉血流量的多少,主要取决于舒张压的高低和心舒期的长短。

2. 冠脉血流的调节

(1) 心肌代谢水平的影响:冠脉血流量与心肌的代谢水平成正比。心肌的代谢产物如腺苷、H^+、CO_2、乳酸、缓激肽和前列腺素 E 等有舒张冠脉的作用。

(2) 神经调节:对于整个机体来说,神经因素的影响在很短的时间内就会被心肌代谢改变引起的血流变化所掩盖。

(3) 激素的调节:肾上腺素和去甲肾上腺素可直接作用于冠状动脉的 α 或 β 受体引起血管收缩或舒张;也可通过提高心肌的代谢水平和耗 O_2 量使冠状动脉舒张。甲状腺激素可通过提高心肌的代谢水平和耗 O_2 量使冠状动脉舒张,血流量增加。大剂量的血管紧张素 II 和血管升压素可使冠状动脉收缩,冠脉血流减少。

(二)肺循环

1. 肺循环的特点

(1) 血流阻力小、血压低、肺毛细血管有效滤过压低。

(2) 血容量大,变化也大。

2.肺循环血流量的调节

（1）局部化学因素的影响：当肺泡 PO_2 降低时，局部血流阻力增大，血流量减少。肺泡气低 O_2 引起的局部缩血管反应，可使较多的血液转移到通气良好的肺泡，有利于提高肺换气效率。

（2）神经调节：肺血管受交感神经和迷走神经双重支配。刺激交感神经可引起肺血管收缩，血流阻力增大；刺激迷走神经可使肺血管轻度舒张，肺血流阻力稍有降低。

（3）体液调节：肾上腺素、去甲肾上腺素、血管紧张素Ⅱ、5-羟色胺等可引起肺血管收缩；而前列腺素、ACh 等则使肺血管舒张。

（三）脑循环

1.脑循环的特点

脑的血液供应来自颈内动脉和椎动脉。脑循环的特点为：

（1）血流量大，耗 O_2 量多：脑组织对缺血、缺 O_2 非常敏感。

（2）血流量变动范围小。

（3）脑血管的吻合支少。

2.脑血流量的调节

（1）自身调节：正常情况下脑循环的灌流压为 80~100mmHg。当平均动脉血压在 60~140mmHg 范围内变动时，脑血管可通过自身调节机制保持脑血流相对稳定。当平均动脉血压低于 60mmHg 时，脑血流量明显减少，可引起脑功能障碍；当平均动脉血压高于 140mmHg 时，脑血流量明显增多，严重时可因脑毛细血管血压过高而引起脑水肿。

（2）体液调节：血液 PCO_2、H^+ 浓度升高及 PO_2 降低均可使脑血管舒张。

（3）神经调节：脑血管神经纤维分布较少，故神经因素对脑血管活动的调节作用很小。

第二部分　习　题

一、名词解释

1.房室延搁

2.心动周期

3.每搏输出量

4.微循环

5.中心静脉压

二、填空题

1.心室肌细胞动作电位形成机制：0 期是＿＿＿＿＿＿＿，1 期是＿＿＿＿＿＿。

2.自律细胞＿＿＿＿＿＿是形成自律性的基础。

3.绝对不应期和局部反应期合称为＿＿＿＿＿＿。

4.正常成年人安静状态时心率为＿＿＿＿＿＿。

5.心室收缩与射血包括＿＿＿＿＿，＿＿＿＿＿和＿＿＿＿＿三个时期。

6. 心室异常扩大时，其射血分数_____。

7. 心电图的 P 波代表_____；QRS 波代表_____；T 波代表_____。

8. 心动周期的长短与心率快慢成_____，心率快，心动周期_____；心率慢，则心动周期_____，其中_____的变化更显著。

9. _____是心脏的正常起搏点，其他节律点称为_____。

10. 第一心音产生于_____，标志着心室_____的开始，第二心音产生于_____，标志着心室_____开始。

11. _____和_____是形成动脉血压的基本因素。

12. 临床上常用测量脉搏的部位是_____。

13. 微循环的三条通路指_____、_____、_____。

14. 中心静脉的正常值是_____cmH_2O。

15. 心血管活动的调节主要以_____和_____为主。

16. 左侧心交感神经主要支配房室结和心室肌，主要作用是_____，而右侧心交感神经主要支配窦房结，主要作用是_____。

17. 冠状动脉平滑肌上有_____和_____肾上腺素能受体。

三、选择题

A 型题

1. 与心室肌细胞动作电位平台期有关的离子活动是

    A. Na^+ 内流和 Cl^- 外流　　　　　B. Na^+ 内流和 K^+ 外流

    C. Ca^{2+} 内流和 K^+ 外流　　　　　D. Ca^{2+} 外流和 K^+ 内流

    E. Cl^- 内流和 K^+ 外流

2. 心肌细胞生理特性**不包括**

    A. 自律性　　　　　　　　　　　B. 传导性

    C. 收缩性　　　　　　　　　　　D. 兴奋性

    E. 绝缘性

3. 衡量心肌自律性高低的指标主要是

    A. 动作电位幅值　　　　　　　　B. 阈电位水平

    C. 最大舒张电位水平　　　　　　D. 4 期膜电位自动去极化速度

    E. 0 期去极化速度

4. 心肌细胞超常期内兴奋性高于正常，所以

    A. 兴奋传导速度高于正常　　　　B. 动作电位幅度大于正常

    C. 刺激阈值低于正常　　　　　　D. 自动节律性高于正常

    E. 刺激阈值高于正常

5. 心室肌细胞一次兴奋过程中，有效不应期的长短主要取决于

    A. 0 期去极化速度　　　　　　　B. 平台期长短

    C. 4 期自动去极化速度　　　　　D. 0 期钠离子内流速度

    E. 3 期长短

6. 关于心肌收缩的特点，**错误**的是
   A. 同步收缩（全或无式收缩）　　　B. 不发生强直收缩
   C. 对细胞外钙离子依赖　　　D. 缺氧、酸中毒可使收缩力下降
   E. 交感神经兴奋和儿茶酚胺浓度升高可使收缩力下降

7. 三尖瓣关闭主要是由于
   A. 心房收缩　　　B. 心室舒张
   C. 乳头肌收缩　　　D. 室内压高于房内压
   E. 房室瓣舒张

8. 在心室射血期，房室瓣和动脉瓣的状态是
   A. 两者都打开　　　B. 两者都关闭
   C. 房室瓣打开、动脉瓣关闭　　　D. 房室瓣关闭、动脉瓣打开
   E. 以上全不是

9. 血液按一个方向进出心脏，取决于
   A. 心房心室肌依次收缩　　　B. 心室肌的收缩和舒张
   C. 心肌收缩产生压力差　　　D. 心肌收缩产生压力差与瓣膜开闭状态
   E. 心房肌的收缩和舒张

10. 下列哪种心音的强弱可反映主动脉压和肺动脉压的高低
   A. 第一心音　　　B. 第二心音
   C. 第三心音　　　D. 第四心音
   E. 第一、三心音

11. 射血分数是指
   A. 搏出量/体重　　　B. 搏出量/心室舒张末期容积
   C. 搏出量/体表面积　　　D. 心输出量/体重
   E. 心输出量/心室舒张末期容积

12. 正常成年人的射血分数为
   A. 80%　　　B. 90%
   C. 55%~65%　　　D. 20%
   E. 100%

13. 心指数等于
   A. 每搏输出量×体表面积　　　B. 每搏输出量/体表面积
   C. 每分输出量×体表面积　　　D. 每分输出量/体表面积
   E. 以上全不是

14. 心室后负荷增大可引起
   A. 心室收缩期延长　　　B. 等容收缩期延长
   C. 射血期延长　　　D. 心室舒张期延长
   E. 心房收缩期延长

15. 关于中心静脉压的叙述，**错误**的是
   A. 是指右心房和胸腔内大静脉的血压　　　B. 可反映心脏的射血能力

C. 可反映静脉回流速度 D. 是临床控制输液速度和量的指标

E. 正常值为 4~12mmHg

16. 淋巴循环的主要功能是

    A. 淋巴液回流 B. 回收蛋白质

    C. 吸收脂肪重要途径 D. 具有组织灌流作用

    E. 清除组织中的细菌具有防御功能

17. 影响外周阻力的最主要因素是

    A. 血液黏滞度 B. 血管长度

    C. 小动脉口径 D. 小静脉口径

    E. 血液的黏滞度

18. 具有营养功能的微循环通路是

    A. 直捷通路 B. 动 - 静脉短路

    C. 迂回通路 D. 淋巴回路

    E. 动脉网

19. 容量血管主要指的是

    A. 动脉 B. 静脉

    C. 微动脉 D. 毛细血管

    E. 微静脉

20. 从功能上说,大动脉属于

    A. 毛细血管前阻力血管 B. 毛细血管后阻力血管

    C. 交换血管 D. 弹性贮器血管

    E. 容量血管

21. 老年人的脉压比年轻人大,这主要是由于

    A. 老年人的心输出量较小 B. 老年人的循环血量较少

    C. 老年人的主动脉和大动脉弹性降低 D. 老年人的小动脉硬化

    E. 老年人的血液黏滞性高

22. 由蹲位突然直立时,可能感到暂时头晕眼花,主要是

    A. 心肌收缩力增强 B. 回心血量减少

    C. 回心血量增加 D. 心输出量增加

    E. 呼吸加速

23. 微循环中参与体温调节的是

    A. 迂回通路 B. 毛细血管前括约肌

    C. 动 - 静脉短路 D. 直捷通路

    E. 微动脉

24. 炎症反应时导致局部组织水肿的主要原因是

    A. 毛细血管血压升高 B. 组织液静水压降低

    C. 组织液胶体渗透压升高 D. 血浆胶体渗透压降低

    E. 淋巴回流受阻

25. 血液与组织液进行物质交换最重要的方式
    A. 滤过和重吸收　　　　　　　　　　B. 扩散
    C. 吞饮　　　　　　　　　　　　　　D. 主动转运
    E. 被动转运

26. 临床常用的强心剂是
    A. 去甲肾上腺素　　　　　　　　　　B. 肾上腺素
    C. 乙酰胆碱　　　　　　　　　　　　D. 血管升压素
    E. 以上均不是

27. 能使正常血压稳定的主要调节方式是
    A. 加压反射　　　　　　　　　　　　B. 体液调节
    C. 减压反射　　　　　　　　　　　　D. 自身调节
    E. 膝跳反射

28. 心肌细胞膜的胆碱能受体
    A. M受体　　　　　　　　　　　　　B. N受体
    C. α受体　　　　　　　　　　　　　D. β受体
    E. 以上答案都不对

29. 心迷走神经兴奋末梢释放的递质
    A. 五羟色胺　　　　　　　　　　　　B. 去甲肾上腺素
    C. 肾上腺素　　　　　　　　　　　　D. 组胺
    E. 乙酰胆碱

30. 临床常用的升压药是指
    A. 去甲肾上腺素　　　　　　　　　　B. 肾上腺素
    C. 乙酰胆碱　　　　　　　　　　　　D. 血管升压素
    E. 组胺

31. 人体大部分血管主要受下列哪个神经支配
    A. 心迷走神经　　　　　　　　　　　B. 减压神经
    C. 交感缩血管神经　　　　　　　　　D. 副交感舒血管神经
    E. 交感舒血管神经

32. 人体心血管的基本中枢在
    A. 小脑　　　　　　　　　　　　　　B. 延髓
    C. 脑桥　　　　　　　　　　　　　　D. 大脑皮层
    E. 脑干

33. 动物实验中,夹闭一侧颈总动脉后,动脉血压
    A. 增大　　　　　　　　　　　　　　B. 减小
    C. 不变　　　　　　　　　　　　　　D. 先增大再减小
    E. 以上都有可能

34. RAAS中**不包括**
    A. 血管升压素　　　　　　　　　　　B. 醛固酮

C. 肾素　　　　　　　　　　　　　D. 血管紧张素Ⅰ

E. 血管紧张素Ⅱ

35. 迷走神经对心脏的作用是

A. 心率快,传导慢　　　　　　　　B. 心率减慢,传导慢

C. 心率减慢,传导加快　　　　　　D. 心率减慢,心缩力增强

E. 心率快,传导加快

B 型题

(36~39 题共用备选答案)

A. 窦房结　　　　　　　　　　　　B. 房室交界

C. 心室肌　　　　　　　　　　　　D. 浦氏纤维

E. 心房肌

36. 自律性最高的是

37. 自律细胞中自律性最低的是

38. 传导性最快的是

39. 传导性最慢的是

(40~43 题共用备选答案)

A. 房内压>室内压<动脉压　　　　B. 房内压<室内压<动脉压

C. 房内压>室内压>动脉压　　　　D. 房内压<动脉压<室内压

E. 房内压<室内压>动脉压

40. 等容收缩期

41. 心室充盈期

42. 射血期

43. 等容舒张期

四、简答题

1. 兴奋在心脏如何扩布?有何特点?有何生理意义?

2. 影响心输出量有哪些因素?

3. 简述影响静脉回流的因素?

4. 简述微循环的组成及通路?

5. 简述降压反射的过程及生理意义?

第三部分　参考答案

一、名词解释

1. 房室延搁　指房室交界处兴奋传导速度较慢,使兴奋通过房室交界时,耽搁的时间较长。

2. 心动周期　指心脏一次收缩和舒张构成的一个机械活动周期。

3. 每搏输出量 指一侧心室一次收缩时射出的血量。

4. 微循环 指微动脉与微静脉之间的血液循环,其基本功能是实现物质交换。

5. 中心静脉压 指右心房和胸腔内大静脉的血压。

二、填空题

1. Na^+ 内流 K^+ 外流

2. 4 期自动去极化

3. 有效不应期

4. 60~100 次 /min

5. 等容收缩期 快速射血期 减慢射血期

6. 降低

7. 左、右心房去极化过程的电位变化 左、右心室去极化过程的电位变化 左、右心室复极化过程的电位变化

8. 反比 缩短 延长 舒张期

9. 窦房结 潜在起搏点

10. 收缩期 收缩 舒张期 舒张

11. 心室射血 外周阻力

12. 桡动脉

13. 迂回通路 直捷通路 动 - 静脉短路

14. 4~12

15. 神经调节 体液调节

16. 加强心肌收缩力 引起心率加快

17. α β

三、选择题

1. C	2. E	3. D	4. C	5. B	6. E	7. D	8. D
9. D	10. B	11. B	12. C	13. D	14. B	15. E	16. B
17. C	18. C	19. B	20. D	21. C	22. B	23. C	24. A
25. B	26. B	27. C	28. A	29. E	30. A	31. C	32. B
33. A	34. A	35. B	36. A	37. D	38. D	39. B	40. B
41. A	42. E	43. B					

四、简答题

1. 心脏兴奋的传播途径 窦房结发出的兴奋通过心房肌传播到左、右心房,并沿着由心房肌组成的优势传导通路迅速传到房室结(即房室交界区),再由房室束和左右束支传到浦肯野纤维网,引起心室肌兴奋。

特点和意义:在心室内传导速度较快,在浦肯野纤维到心室肌的传导速度最快,从而保证了左、右心室的同步收缩。在房室交界的传导速度最慢,由于房室结区是窦房结的

兴奋从心房传到心室的唯一通道，因此兴奋在此处延搁一段时间后才能传向心室，这种现象称为房-室延搁。房-室延搁保证心室收缩发生在心房收缩之后，有利于心室的充盈和射血。

2. 心输出量取决于搏出量和心率，凡能影响二者的因素均可影响心输出量。

（1）每搏输出量：①前负荷—心室舒张末期容积。如在一定范围内增加心室舒张末期容积，则前负荷增大，使心肌收缩力增强，每搏输出量增加。②后负荷—大动脉血压。如其他条件不变，动脉血压升高，后负荷增大，导致等容收缩期延长，射血期缩短，射血速度减慢，搏出量减少。③心肌收缩能力—心肌不依赖于前负荷和后负荷而改变其力学活动的一种内在的特性。神经、体液、药物等因素可通过改变心肌收缩能力而调节每搏输出量。

（2）心率：在 40~180 次 /min 范围内，若每搏输出量不变，则心输出量随心率增加而增多，如超过 180 次 /min，则由于每搏输出量减少而使心输出量降低；如低于 40 次 /min，尽管心舒期延长，但心室容积有限，也导致心输出量减少。

3. 影响静脉回流的因素有：①体循环平均充盈压。②心肌收缩力。③重力和体位改变。④骨骼肌的挤压作用。⑤呼吸运动。

4. 微循环的组成包括微动脉、后微动脉、毛细血管前括约肌、真毛细血管、通血毛细血管、动-静脉吻合支和微静脉七个部分。

微循环通路有三条：①迂回通路。②直捷通路。③动-静脉短路。

5. 压力感受器反射的过程和意义　当动脉血压升高时，动脉管壁扩张，压力感受器因受牵张刺激发放传入冲动增多，分别经窦神经和主动脉神经传入延髓。经心血管中枢的整合作用，使心迷走紧张增强，心交感紧张和交感缩血管紧张减弱，通过心迷走神经、心交感神经和交感缩血管神经纤维作用于心脏和血管，使心率减慢，心肌收缩力减弱，心输出量减少，血管扩张，外周阻力下降，致使动脉血压下降；当动脉血压降低时，对压力感受器的刺激减弱，传入到心血管中枢的冲动减少，引起心迷走紧张减弱，心交感紧张和交感缩血管紧张增强，结果使动脉血压回升。压力感受性反射是一种典型的负反馈调节，具有双向调节作用，其生理意义在于防止动脉血压发生过大波动，维持动脉血压的相对稳定。

（刘　娜　杨　坦　王　媛　汤小秀）

第五章 ｜ 呼 吸

第一部分　学习小结

随着每一个新生命降临时的第一声啼哭，呼吸也随之开始了。机体与外界环境之间的气体交换过程，称为呼吸。★重点通过呼吸，机体不断地从外界环境中摄取 O_2，并将代谢产生的 CO_2 排出体外，维持内环境中 O_2 和 CO_2 含量的相对稳定，保证生命活动的正常进行。★重点

呼吸的全过程包括三个环节：①外呼吸，即肺毛细血管内血液与外环境之间的气体交换过程，包括肺通气和肺换气两个过程。②气体在血液中的运输，即通过血液循环将 O_2 从肺运输到组织、将 CO_2 从组织运输到肺的过程。③内呼吸，也称组织换气，即组织毛细血管血液与组织细胞之间的气体交换过程。★重点

一、肺通气

肺通气是指肺泡与外界环境之间的气体交换过程。

（一）肺通气的动力

肺泡与外界环境之间的压力差是肺通气的直接动力，而呼吸肌的收缩和舒张引起的节律性呼吸运动则是肺通气的原动力。★重点

1.呼吸运动★重点

（1）概念：呼吸运动是指由呼吸肌的收缩和舒张引起的胸廓节律性扩大和缩小的运动，包括吸气运动和呼气运动。

（2）类型：根据参与活动的呼吸肌多少和用力程度不同将呼吸运动分成不同的类型。①平静呼吸：安静状态下，正常人的呼吸运动平稳而均匀，呼吸频率约为 12~18 次 /min，称为平静呼吸。此时，吸气运动是由膈肌和肋间外肌收缩完成的。由于肌肉收缩需要消耗能量，因此，吸气运动是主动过程；平静呼气时，膈肌和肋间外肌舒张，不需要消耗能量，属于被动过程。②用力呼吸：人体活动增强时，呼吸运动将加深加快，称为用力呼吸或深呼吸。用力吸气时，除膈肌、肋间外肌加强收缩外，还有胸锁乳突肌、胸大肌等辅助吸气肌参加收缩；用力呼气时，除吸气肌舒张外，肋间内肌和腹肌也参与收缩。因此，用力呼吸时吸气和呼气运动都是主动过程。

根据参与活动的呼吸肌主次将呼吸运动又分为两种：①胸式呼吸：以肋间外肌舒缩活动为主，主要表现为胸部明显起伏的呼吸运动。②腹式呼吸：以膈肌舒缩活动为主，主

要表现为腹壁明显起伏的呼吸运动。婴幼儿以腹式呼吸为主。成年人呈腹式和胸式混合式呼吸。胸廓运动受限时，会出现明显的腹式呼吸；妊娠晚期、腹水较多或腹腔有较大肿瘤时，膈肌活动受限，多表现为明显的胸式呼吸。☆重点

2. 呼吸时肺内压与胸膜腔内压的变化

(1) 肺内压：肺泡内的压力称为肺内压。平静吸气初，肺内压低于大气压，气体经呼吸道进入肺泡，至平静吸气末，肺内压与大气压相等。平静呼气初，肺内压逐渐升高，高于大气压，肺内气体经呼吸道流出，至平静呼气末，肺内压与大气压相等。

(2) 胸膜腔内压：胸膜腔内的压力称为胸膜腔内压。平静呼吸时，胸膜腔内压始终低于大气压，因此又称为胸膜腔负压。☆重点※难点

胸膜腔负压的形成以胸膜腔的完整密闭为前提，且与肺和胸廓的自然容积不同有关。在人的生长发育过程中，胸廓的生长速度比肺快，致使胸廓的自然容积大于肺的自然容积，肺总是处于被扩张状态。胸膜腔也因此受到两种方向相反的力的作用：一是肺内压，二是肺弹性回缩力。胸膜腔内压就等于这两种力的代数和。胸膜腔内负压主要是由肺的弹性回缩力所决定的。※难点

胸膜腔负压具有非常重要的生理意义：①使肺泡总是处于扩张状态，并使肺能够随胸廓的张缩而张缩。②作用于胸腔内腔静脉和胸导管，使之扩张，有利于静脉血和淋巴液回流。

(二) 肺通气的阻力

肺通气的阻力包括弹性阻力（约占70%）和非弹性阻力（约占30%）。

1. 弹性阻力　指弹性组织受外力作用发生变形时，所产生的对抗变形的力。

(1) 肺弹性阻力：由肺泡表面张力和肺弹性纤维的弹性回缩力组成。

肺泡内表面覆盖着薄层液体，与肺泡内气体形成液 - 气界面，在液 - 气界面上产生了使液体表面尽量缩小的力，即肺泡表面张力，是限制肺泡扩张的力。肺表面活性物质由肺泡Ⅱ型上皮细胞合成并分泌，主要成分是二棕榈酰卵磷脂，可以降低肺泡表面张力。其作用主要表现在：①减少吸气时的阻力，有利于肺的扩张。②减小肺间质和肺泡内组织液的生成，防止肺水肿的发生。③维持大小肺泡的稳定性。☆重点※难点

(2) 肺弹性回缩力：肺组织富含弹性纤维，且始终处于被扩张的状态，故具有一定的弹性回缩力。

(3) 顺应性：指弹性组织在外力作用下发生变形的难易程度。顺应性（C）与弹性阻力（R）成反变关系。☆重点

在呼吸过程中，肺的弹性阻力是吸气的阻力、呼气的动力。肺气肿患者，肺弹性阻力降低，吸气时阻力变小，顺应性增大，但呼气后肺泡内残留气量增多，临床表现为呼气困难。肺水肿、肺组织纤维化或肺表面活性物质减少时，肺的弹性阻力增大，顺应性减小，肺不容易扩张，临床表现为吸气困难。

2. 非弹性阻力　非弹性阻力包括气道阻力、惯性阻力和黏滞阻力，以气道阻力为主（约占80%~90%），其中气道口径是影响气道阻力的重要因素。

(三) 肺通气功能的评价 ☆重点

1. 肺容积　肺内气体的容积称为肺容积。

（1）潮气量：每次吸入或呼出的气量称为潮气量。平静呼吸时，正常成人潮气量约为400~600ml，平均约500ml。

（2）补吸气量：平静吸气末再尽力吸气，所能增加的吸入气量称为补吸气量。正常成年人约为1 500~2 000ml。该气量反映吸气储备能力。

（3）补呼气量：平静呼气末再尽力呼气，所能增加的呼出气量称为补呼气量。正常成年人约为900~1 200ml。该气量反映呼气储备能力。

（4）余气量：最大呼气后仍残留于肺中，不能呼出的气量称为余气量。正常成人约为1 000~1 500ml，余气量过大表示肺通气功能不良，如支气管哮喘和肺气肿患者。

2.肺容量

（1）深吸气量：在平静呼气末做最大吸气时所能吸入的气量称为深吸气量，等于潮气量和补吸气量之和，是衡量最大通气潜力的一项重要指标。

（2）功能余气量：在平静呼气末仍存留于肺内的气量称为功能余气量，等于余气量和补呼气量之和，正常成人约为2 500ml。

（3）肺活量和时间肺活量 ☆重点

做最深吸气后再尽力呼气，所能呼出的最大气量称为肺活量。它等于潮气量、补吸气量和补呼气量之和。正常成年男性平均约为3 500ml，女性为2 500ml。肺活量是肺功能测定的常用指标。先做一次深吸气，然后以最快的速度向外呼气，在一定时间内所能呼出的最大气量称为时间肺活量，也称用力呼气量。正常成人第1s、2s、3s末呼出的气量分别占其肺活量的83%、96%、99%。

（4）肺总量：肺所能容纳的最大气量称为肺总量，是肺活量和余气量之和。

3.肺通气量和肺泡通气量

（1）每分通气量是指每分钟吸入或呼出的气体总量，即每分通气量＝潮气量×呼吸频率。☆重点

（2）肺泡通气量：每次吸入的气体，一部分停留在从鼻腔到终末细支气管的呼吸道内，不与血液进行气体交换，称为解剖无效腔，其容量在正常成人约为150ml。进入肺泡中未能发生气体交换的肺泡容量称为肺泡无效腔。肺泡无效腔与解剖无效腔一起合称为生理无效腔。肺泡通气量是指每分钟进入肺泡的新鲜空气量。一般情况下这部分气体都能进行气体交换。因此，肺泡通气量也称为有效通气量。肺泡通气量＝（潮气量－无效腔气量）×呼吸频率。☆重点

二、气体的交换

（一）气体交换的原理

气体交换包括肺换气和组织换气两个过程。肺换气是指肺泡内的气体与肺毛细血管之间的 O_2 和 CO_2 的交换过程。组织换气是指组织细胞和血液之间的 O_2 和 CO_2 的交换过程。

1.气体交换的动力 ☆重点

肺换气和组织换气都是以单纯扩散的方式进行的。气体扩散的动力是气体的分压差，它决定着气体交换的方向和扩散速率。

2. 气体扩散速率 ☆重点

气体扩散速率与该气体的溶解度、温度、扩散面积成正比，而与其分子量的平方根、扩散距离成反比。即：

$$气体扩散速率 \propto \frac{气体分压差 \times 溶解度 \times 温度 \times 扩散面积}{扩散距离 \times \sqrt{分子量}}$$

综合计算，CO_2 的扩散速率约为 O_2 的 2 倍。由于 CO_2 比 O_2 更易扩散，因此临床上气体交换不足时，缺氧比二氧化碳潴留现象更为常见，呼吸困难的患者往往先出现缺氧。

(二) 气体交换的过程

1. 肺换气

(1) 肺换气的过程 ☆重点：当肺动脉中的静脉血流经肺毛细血管时，肺泡中 O_2 由肺泡扩散入血液，CO_2 则由血液扩散入肺泡，完成肺换气过程，其结果静脉血变成了含 O_2 较多、含 CO_2 较少的动脉血。

(2) 影响肺换气的因素：① 呼吸膜的厚度和面积：气体扩散速率与呼吸膜的厚度成反变关系。气体的扩散速率与呼吸膜的面积成正变关系。②通气/血流比值：通气/血流比值（V_A/Q）是指每分钟肺泡通气量与每分钟肺血流量之比。健康成年人安静状态下，V_A/Q 比值约为 0.84。此时通气量与肺血流量呈最佳匹配状态，气体交换的效率最高。无论 V_A/Q 比值增大还是降低，均可使肺换气效率降低。 ☆重点

2. 组织换气

(1) 组织换气过程：动脉血流经组织毛细血管时，动脉中的 O_2 由血液向组织扩散，组织中 CO_2 向血液扩散，其结果使动脉血变成了含 CO_2 较多、含 O_2 较少的静脉血。 ☆重点

(2) 影响组织换气的因素：①组织细胞与毛细血管之间的距离。②组织的血流量。③组织的代谢水平。

三、气体在血液中的运输

(一) 氧的运输

1. O_2 与 Hb 的结合 ☆重点

O_2 进入红细胞后，与 Hb 结合形成氧合血红蛋白（HbO_2）。O_2 与 Hb 结合是可逆的，反应方向取决于 PO_2 的高低，反应过程不需要酶的催化，也没有电子的得失或转移，属于氧合反应。

HbO_2 呈鲜红色，去氧 Hb 呈紫蓝色。当血液中去氧 Hb 含量达 50g/L 以上时，皮肤、黏膜呈暗紫色，这种现象称为发绀。发绀一般是缺氧的表现，但也有例外：CO 中毒时，CO 与 Hb 结合生成一氧化碳血红蛋白（HbCO），CO 与 Hb 结合的能力约是 O_2 的 250 倍，因而极大地阻碍了 O_2 与 Hb 结合，造成缺氧，但此时并不会出现发绀，而呈现 HbCO 特有的樱桃红色。 ☆重点

通常将 100ml 血液中 Hb 所能结合的最大 O_2 量称为 Hb 氧容量，其大小与 Hb 浓度和 PO_2 有关。100ml 血液中 Hb 实际结合的 O_2 量称为 Hb 氧含量，其大小主要受 PO_2 影响。Hb 氧含量和 Hb 氧容量的百分比，称为 Hb 氧饱和度。

2. 氧解离曲线及其影响因素 ☆重点 ※难点

表示PO_2与Hb氧饱和度关系的曲线，称氧解离曲线，呈近似S形。

氧解离曲线的特点及意义：①氧解离曲线上段（相当于血液PO_2在60~100mmHg之间的Hb氧饱和度）：曲线比较平坦。在此范围内PO_2变化对Hb氧饱和度的影响不大。②氧解离曲线中段（相当于血液PO_2在40~60mmHg之间的Hb氧饱和度）：曲线比较陡直，是反映HbO_2释放O_2的部分。显示安静状态下血液对组织的供氧情况。③氧解离曲线下段（相当于血液PO_2在15~40mmHg之间的Hb氧饱和度）：曲线坡度最陡。表明PO_2稍有下降，HbO_2就释放大量的O_2。

当血液PCO_2升高、pH降低、温度升高、红细胞内2,3-二磷酸甘油酸（2,3-DPG）增多时，氧解离曲线右移，即Hb结合O_2的能力减弱，O_2释放量增多，有利于组织对O_2的摄取；反之，则氧解离曲线左移，Hb结合O_2的能力增强而O_2释放量减少。

（二）二氧化碳的运输

CO_2在血液中物理溶解的量占血液中CO_2运输总量的5%，其主要运输形式为化学结合，占运输总量的95%。化学结合的形式有两种：一是形成碳酸氢盐，二是与红细胞中的Hb上的氨基形成氨基甲酰血红蛋白。前者约占CO_2运输总量的88%，后者约占7%。

四、呼吸运动的调节

（一）呼吸中枢与呼吸节律的形成

1. 呼吸中枢 ☆重点

（1）脊髓：脊髓不能产生节律性呼吸运动，它只是高位中枢控制呼吸肌的中继站和整合某些呼吸反射的初级中枢。

（2）延髓：延髓是产生呼吸节律的基本中枢。

（3）脑桥：脑桥的呼吸神经元相对集中于臂旁内侧核和Kölliker-Fuse（KF）核，即PBKF核群，主要含有呼气神经元，是呼吸调整中枢所在部位。正常呼吸节律的产生，有赖于延髓和脑桥这两个呼吸中枢的共同作用。

（4）高位脑：高位脑对呼吸运动有一定的调节作用，特别是大脑皮质。

2. 呼吸节律的形成机制　目前主要有起步细胞学说和神经元网络学说。

（二）呼吸的反射性调节

1. 机械感受性反射

（1）肺牵张反射 ☆重点 ※难点：由肺扩张或肺萎陷引起的吸气抑制或吸气兴奋的反射称为肺牵张反射，也称黑-伯反射，它包括肺扩张反射和肺萎陷反射。①肺扩张反射：是指肺扩张时抑制吸气活动的反射。其感受器主要分布在从气管到细支气管的平滑肌中，属于牵张感受器，传入神经是迷走神经。生理意义在于促使吸气向呼气转换，防止吸气过深，使呼吸频率增加。在动物实验中，若切断动物双侧迷走神经，吸气过程明显延长，呼吸变得深而慢。②肺萎陷反射：是指肺缩小时引起吸气兴奋的反射，对平静呼吸的调节意义不大。

（2）呼吸肌本体感受性反射（略）

（3）防御性呼吸反射（略）

2. 化学感受性反射

(1) 化学感受器: 按其所在部位的不同可分为两大类: ①外周化学感受器: 位于颈动脉体和主动脉体, 它们可直接感受动脉血中 PCO_2、PO_2 和 H^+ 浓度的变化。②中枢化学感受器: 位于延髓腹外侧的浅表部位, 其生理刺激是脑脊液和局部细胞外液中的 H^+。☆**重点**※**难点**

(2) CO_2、H^+ 和 O_2 对呼吸的调节作用: ☆**重点**

CO_2 对呼吸的调节: CO_2 是调节呼吸的最重要的生理性刺激物。血中一定水平 PCO_2 是维持呼吸和呼吸中枢兴奋性必不可少的条件。血液中 CO_2 对呼吸的刺激作用通过两条途径实现: 一是通过刺激中枢化学感受器兴奋呼吸中枢; 二是通过刺激外周化学感受器反射性地使呼吸加深、加快, 肺通气量增加。CO_2 对呼吸的刺激作用以中枢化学感受器途径为主。

H^+ 对呼吸的调节: 当动脉血中 H^+ 浓度升高时, 主要是通过外周化学感受器反射性地引起呼吸加深、加快, 肺通气量增加。

低 O_2 对呼吸的调节: 吸入气中 PO_2 降低时, 动脉血中 PO_2 也随之降低, 可导致呼吸加深、加快, 肺通气量增加。若摘除动物外周化学感受器后, 低 O_2 对呼吸的兴奋作用完全消失, 呼吸反而抑制, 可见低 O_2 对呼吸的兴奋作用完全是通过刺激外周化学感受器实现的。低 O_2 对呼吸中枢的直接作用是抑制, 而且这种抑制效应随着低 O_2 程度的加重而逐渐加强。通常轻、中度低 O_2 时, 由于低 O_2 刺激外周化学感受器引起的中枢兴奋效应, 比其对中枢的直接抑制作用更强, 所以一般表现为呼吸加强, 通气量增加。但在严重低 O_2 (动脉血 PO_2 降到 40mmHg 以下) 时, 来自外周化学感受器的兴奋作用不足以抵消低 O_2 对呼吸的直接抑制作用, 则表现为呼吸减弱甚至停止。

第二部分　习　题

一、名词解释

1. 肺通气
2. 胸膜腔负压
3. 通气 / 血流比值
4. 时间肺活量
5. 肺牵张反射
6. Hb 氧饱和度
7. 氧解离曲线

二、填空题

1. 外界空气由呼吸道出入肺的过程, 称为_____; 肺泡与血液之间的气体交换称为_____。

2. 使支气管平滑肌张力减小的神经是_____, 该神经兴奋时释放的神经递质是_____，其作用的受体是_____。

3. 肺表面活性物质是由_____分泌的。其主要化学成分是_____，作用是_____。

4. 肺通气的原动力来自_____。肺通气的阻力有_____和_____两种。

5. CO_2 在血液中运输的主要形式是_____，另外还有_____和_____两种形式。

6. 氧解离曲线为_____形曲线，它表示 Hb 中 O_2 的饱和度与_____的关系。

7. 低 O_2 对呼吸中枢神经元的直接作用是_____，而对外周化学感受器的作用是_____。

8. 调节呼吸运动的外周化学感受器是_____和_____。

9. 调节呼吸运动的中枢化学感受器位于_____，它对细胞外液中_____浓度十分敏感。

10. 调节呼吸运动的基本中枢位于_____。

三、选择题

A 型题

1. 肺通气的原动力来自
   A. 肺内压与胸膜腔内压之差　　　　B. 肺内压与大气压之差
   C. 肺的弹性回缩　　　　　　　　　D. 呼吸肌舒缩运动
   E. 肺内压周期性变化

2. 人工呼吸的原理是人为造成
   A. 黏液肺内压与胸膜腔内压的压力差　　B. 肺内压与大气压的压力差
   C. 腹内压与大气压的压力差　　　　　　D. 胸膜腔内压与大气压的压力差
   E. 肺内压与腹内压的压力差

3. 肺通气是指
   A. 肺泡与血液的气体交换　　　　　B. 外界环境与气道间的气体交换
   C. 肺与外界环境间的气体交换　　　D. 外界 O_2 入肺的过程
   E. 肺内 CO_2 出肺的过程

4. 外呼吸是指
   A. 肺通气与肺换气　　　　　　　　B. 机体与外界环境的气体交换
   C. 肺与外环境进行气体交换　　　　D. 肺泡与血液间进行气体交换
   E. 肺泡内气体不断进行更新的过程

5. 若呼吸频率从 12 次 /min 增快到 24 次 /min，潮气量从 500ml 减少到 250ml，则
   A. 肺泡通气量减少　　　　　　　　B. 肺通气量减少
   C. 肺泡通气量不变　　　　　　　　D. 肺泡通气量增加
   E. 肺通气量增加

6. 正常成人安静时,其通气/血流比值为

    A. 0.6   B. 0.84

    C. 1.2   D. 1.8

    E. 3

7. 正常情况下维持人的呼吸中枢兴奋性的有效刺激是

    A. 肺牵张感受器的传入冲动   B. 呼吸肌本体感受器的传入冲动

    C. 一定程度的缺氧   D. 血液中一定浓度 H^+

    E. 动脉血中一定水平的 PCO_2

8. 慢性肺心病患者经常有 CO_2 潴留,若吸入纯 O_2 可致呼吸暂停,因为这种患者呼吸中枢兴奋性的维持主要靠

    A. 高 CO_2 刺激外周化学感受器   B. 高 CO_2 刺激中枢化学感受器

    C. 缺 O_2 刺激中枢化学感受器   D. 缺 O_2 刺激外周化学感受器

    E. 缺 O_2 直接刺激呼吸中枢

9. 一定范围内 PCO_2 升高,使呼吸运动增强,主要是通过

    A. 刺激外周化学感受器   B. 刺激中枢化学感受器

    C. 直接兴奋延髓呼吸中枢   D. 直接抑制延髓呼吸中枢

    E. 直接兴奋脑桥呼吸调整中枢

10. 呼吸的基本中枢位于

    A. 脑桥   B. 脊髓

    C. 延髓   D. 中脑

    E. 小脑

11. 动脉血 H^+ 浓度增高兴奋呼吸的效应主要不是通过中枢化学感受器而实现的,其原因是

    A. 中枢化学感受器对 H^+ 不敏感

    B. H^+ 难以通过血脑屏障

    C. H^+ 对中枢化学感受器有抑制作用

    D. 脑脊液有强大的缓冲系统,缓冲了脑脊液 PH 的变化

    E. H^+ 对呼吸肌有强烈的兴奋作用

12. 维持胸膜腔内压的必备条件是

    A. 呼吸道内存在一定阻力   B. 胸膜腔密闭

    C. 吸气肌收缩   D. 呼气肌收缩

    E. 肺内压低于大气压

13. 决定肺部气体交换方向的主要因素是

    A. 气体的溶解度   B. 肺泡膜的通透性

    C. 气体分子量的大小   D. 气体的分压差

    E. 气体和血红蛋白的亲和力

14. 氧解离曲线的叙述,**错误**的是

    A. 呈拉长的 S 形

B. 上段较平坦表明 PO_2 变化时对 Hb 氧饱和度影响不大

C. 中段较陡,表明此时 PO_2 稍降,HbO_2 将明显减少

D. 下段平坦代表 O_2 储备

E. 温度升高,氧解离曲线右移

15. **不引起**氧解离曲线移位的是

A. pH
B. PCO_2

C. PO_2
D. 2,3- 二磷酸甘油酸

E. 温度

16. 肺表面活性物质减少将会使

A. 肺的弹性阻力减少
B. 肺顺应性增大

C. 肺泡内流体层表面张力减小
D. 小肺泡内压大于大肺泡内压

E. 肺毛细血管内液体不易流出

17. O_2 在血液中的主要运输形式是

A. 物理溶解
B. 与血浆蛋白结合

C. 形成碳酸氢盐
D. 与红细胞中血红蛋白结合

E. 形成氨基甲酸血红蛋白

18. 评价肺通气功能的动态指标是

A. 潮气量
B. 肺通气量

C. 功能残气量
D. 时间肺活量

E. 肺活量

19. 下列因素中,影响气道阻力最重要的因素是

A. 呼吸道长度
B. 呼吸道口径

C. 气流形式
D. 气流速度

E. 呼吸运动的形式

20. 气胸时造成肺萎缩的直接原因是

A. 肺弹性回缩力增大
B. 肺内压降低

C. 肺表面活性物质增多
D. 肺泡表面张力增大

E. 胸内负压减小或消失

21. 下列关于肺牵张反射的叙述中,**错误**的是

A. 感受器接受肺扩张的刺激

B. 感受器存在于支气管和细支气管的平滑肌

C. 正常人平静呼吸时,此反射对控制呼吸节律起重要的调节作用

D. 传入纤维在迷走神经干中上行至延髓

E. 促使吸气及时转为呼气

22. 人过度通气后可发生呼吸暂停,其主要原因是

A. 呼吸肌过度疲劳
B. 血中 PO_2 过高

C. 血中 PCO_2 降低
D. 血中 pH 过低

E. 脑血流减少

23. 平静呼气末胸膜腔内压

    A. 高于大气压   B. 等于大气压

    C. 低于大气压   D. 比吸气中期负压绝对值大

    E. 比吸气开始时负压绝对值大

24. 在下列哪一时间中, 肺内压等于大气压

    A. 吸气初和呼气初   B. 呼气末和吸气初

    C. 吸气末和呼气初   D. 吸气末和呼气末

    E. 呼气初和呼气末

25. 关于氧的运输**错误**的是

    A. O_2 运输的主要形式是化学结合

    B. PO_2 高时与血红蛋白结合

    C. PO_2 低时氧合血红蛋白解离

    D. 血红蛋白与氧结合不受理化因素的干扰

    E. CO 也可与血红蛋白结合

B 型题

(26~29 题共用备选答案)

    A. 颈动脉窦和主动脉弓压力感受器反射

    B. 颈动脉体和主动脉体化学感受器反射

    C. 肺牵张反射

    D. 呼吸肌本体感受性的反射

    E. 中枢化学感受器兴奋引起的反射

26. 动脉血 PO_2 降低引起的呼吸兴奋是通过

27. 动脉血 PCO_2 升高引起的呼吸兴奋主要是通过

28. 气道阻力增大时呼吸肌收缩增强是通过

29. 肺顺应性降低出现浅快呼吸通过

(30~31 题共用备选答案)

    A. 肺表面活性物质   B. 肺泡表面的液体层

    C. 肺泡上皮细胞   D. 肺泡间隔

    E. 肺内压

30. 对肺泡容积起稳定作用的是

31. 肺通气的阻力是

四、简答题

1. 何谓呼吸? 呼吸全过程由哪几个环节组成?

2. 简述气体交换的原理与过程。

3. 简述外周和中枢化学感受器的部位及其敏感刺激。

4. CO_2 对呼吸的作用及其生理意义如何?

第三部分　参考答案

一、名词解释

1. 肺通气　指肺泡与外界环境之间的气体交换过程。

2. 胸膜腔负压　指胸膜腔内的压力。在平静呼吸过程，因其比大气压低，故称胸膜腔负压。

3. 通气/血流比值　指肺泡通气量与每分钟肺血流量的比值，正常为0.84。

4. 时间肺活量　在一次最大吸气后，用力以最快速度呼气，在第1、2、3秒末呼出的气量占肺活量的百分数。正常人第1、2、3秒末分别为83%、96%、99%。

5. 肺牵张反射　由肺扩张或缩小所引起反射性呼吸变化。它包括肺扩张反射和肺缩小反射。

6. Hb氧饱和度　指Hb氧含量占Hb氧容量的百分数。

7. 氧解离曲线　指表示PO_2与Hb氧饱和度关系的曲线，呈近似S形。

二、填空题

1. 肺通气　肺换气

2. 交感神经　去甲肾上腺素　β2型肾上腺素受体

3. 肺泡Ⅱ型上皮细胞　二棕榈酰卵磷脂（DPPC）　降低肺泡表面张力

4. 呼吸运动　弹性阻力　非弹性阻力

5. 碳酸氢盐　氨基甲酰血红蛋白　物理溶解

6. S　PO_2

7. 抑制　兴奋

8. 颈动脉体　主动脉体

9. 延髓腹外侧　H^+

10. 延髓

三、选择题

1. D	2. B	3. C	4. A	5. A	6. B	7. E	8. D
9. B	10. C	11. B	12. B	13. D	14. D	15. C	16. D
17. D	18. D	19. B	20. E	21. C	22. C	23. C	24. D
25. D	26. B	27. E	28. D	29. C	30. A	31. B	

四、简答题

1. 呼吸指机体与外界环境之间进行气体交换的过程。全过程包括：①外呼吸：指在肺部实现的外环境与血液间的气体交换过程，包括肺通气和肺泡气体交换。②气体在血液中的运输。③内呼吸：指细胞通过组织液与血液间的气体交换过程。

2. (1) 肺换气的过程：当肺动脉中的静脉血流经肺毛细血管时，O_2和CO_2在气体分压差的推动下,由分压高的一侧向分压低的一侧扩散。肺泡气的 O_2 由肺泡扩散入血液, CO_2 则由血液扩散入肺泡,其结果为静脉血变成了含 O_2 较多、含 CO_2 较少的动脉血。

(2) 组织换气过程:动脉血流经组织毛细血管时,动脉中的 O_2 由血液向组织扩散,组织中 CO_2 向血液扩散,其结果使动脉血变成了含 CO_2 较多、含 O_2 较少的静脉血。

3. 外周化学感受器指颈动脉体和主动体化学感受器,它们对血液中 PO_2、PCO_2 和 H^+ 变化敏感,当主动脉中 PO_2 降低,PCO_2 升高或 H^+ 升高时,感受器兴奋,传入冲动增加,反射性使呼吸加深加快。中枢化学感受器位于延髓腹外侧浅表部位,主要对脑脊液和局部细胞外液〔H^+〕敏感,CO_2 也可刺激它,但不感受低 O_2 刺激。

4. CO_2 对呼吸有很强的刺激作用,当吸入气中 CO_2 浓度增加,并小于 7% 时可使呼吸加深加快,肺通气量增加。但当吸入气中 CO_2 浓度超过 7% 时,会引起 CO_2 在体内堆积,呼吸受到抑制。CO_2 是调节呼吸的重要化学因素,可使呼吸运动与代谢相适应,在一定范围内,对维持呼吸中枢兴奋性是必要的。

(何巧玉 潘 丽)

第六章 | 消化和吸收

第一部分　学习小结

一、概述

（一）消化和吸收的概念

1. 消化　指食物在消化道内被分解为可吸收的小分子物质的过程。

2. 吸收　指食物经过消化后的营养成分透过消化道黏膜进入血液或淋巴液的过程。

（二）消化的方式

食物的消化方式有两种：机械性消化和化学性消化。机械性消化是指通过消化道肌肉的收缩与舒张，将食物磨碎，并使之与消化液充分混合，同时不断地把食物向消化道远端推送的过程；化学性消化是指通过消化液中消化酶的作用，将大分子物质分解为可吸收的小分子物质的过程。

二、消化

（一）口腔内消化

1. 唾液的成分及其作用

（1）唾液的性质和成分：唾液是无色、无味、近于中性（pH6.6~7.1）的低渗液体。水分约占 99%，有机物主要为黏蛋白、唾液淀粉酶和溶菌酶等，无机物有 Na^+、K^+、Ca^{2+}、Cl^-、HCO_3^- 等。

（2）唾液的主要作用：①湿润口腔，溶解食物，便于吞咽并有助于引起味觉。②清洁和保护口腔。唾液可清除口腔内的食物残渣，稀释和中和有毒物质，其中溶菌酶和免疫球蛋白具有杀菌和杀病毒作用。③消化作用。唾液淀粉酶（最适 pH7.0）可将食物中的淀粉分解为麦芽糖。④排泄功能。进入体内的重金属（如铅、汞）、氰化物、狂犬病毒可随唾液排出。★重点

（3）唾液分泌的调节：唾液分泌的调节完全是神经反射性的，包括非条件反射和条件反射两种，支配唾液腺的副交感和交感神经均可刺激唾液分泌。

2. 咀嚼和吞咽　咀嚼是由咀嚼肌群协调而有顺序的收缩所完成的复杂的反射动作。其作用主要是：①将大块的食物切割、磨碎，通过舌的搅拌使食物与唾液充分混合，形成食团，易于吞咽。②加强食物对口腔内各种感受器的刺激，反射性地引起胃液、胰液、胆

汁的分泌和消化道的运动，为食物的进一步消化做好准备。吞咽是指口腔内的食团经咽和食管进入胃的过程。由一系列高度协调的反射活动组成。吞咽反射的基本中枢位于延髓。

（二）胃内消化

1. **胃液的成分和作用★重点**　胃液是无色的酸性液体，pH 约 0.9~1.5，除大量水外，主要成分有盐酸、胃蛋白酶原、黏液和内因子。

（1）盐酸：又称胃酸，由胃腺壁细胞分泌。盐酸的主要作用有：①激活无活性的胃蛋白酶原，使之转变成有活性的胃蛋白酶，并为胃蛋白酶提供适宜的酸性环境。②使食物中的蛋白质变性，易于消化。③可杀死进入胃内的细菌。④盐酸进入小肠后可促进钙、铁的吸收。⑤盐酸进入小肠后可促进胰液、胆汁和小肠液的分泌。※难点

（2）胃蛋白酶原：主要是由胃腺主细胞分泌，不具有活性。可被盐酸和已被激活的胃蛋白酶激活为有活性的胃蛋白酶。胃蛋白酶可水解蛋白质，生成䏡、胨、少量多肽和氨基酸。最适 pH 为 1.8~3.5，当 pH>5 时活性消失。

（3）黏液和碳酸氢盐：胃内黏液是由胃黏膜表面上皮细胞、胃腺的黏液细胞共同分泌的，主要成分为糖蛋白。有润滑作用和保护胃黏膜的作用。黏液还能与胃黏膜表面上皮细胞分泌的 HCO_3^-，结合形成黏液 - 碳酸氢盐屏障，可使胃黏免受酸和胃蛋白酶的侵蚀。

（4）内因子：为胃腺壁细胞分泌的一种糖蛋白，能和胃内的维生素 B_{12} 结合成复合物，保护维生素 B_{12} 不被小肠内水解酶破坏，并可与回肠黏膜上皮细胞的受体结合，促进维生素 B_{12} 的吸收。当内因子缺乏时（如胃大部切除的患者），维生素 B_{12} 吸收障碍，影响红细胞生成，引起巨幼红细胞性贫血。※难点

2. **胃液分泌的调节※难点**　空腹时胃液很少分泌，称为基础胃液分泌或非消化期胃液分泌。进食是胃液分泌的自然刺激，在神经和体液因素的调节下胃液大量分泌，称为消化期胃液分泌。根据消化道感受食物刺激的部位不同，将消化期胃液分泌分为头期、胃期和肠期三个时相。

（1）头期：是指食物刺激头面部感受器所引起的胃液分泌。反射中枢位于延髓、下丘脑、边缘叶和大脑皮质等部位，迷走神经是这些反射共同的传出神经。分泌的特点是：持续时间长（2~4 小时），分泌量多（约占消化期分泌总量的 30%），酸度及胃蛋白酶原含量均很高，消化力强。

（2）胃期：是指食物进入胃后，继续引起的胃液分泌。食物直接扩张胃，刺激胃底、胃体的感受器，通过迷走 - 迷走反射引起胃液分泌；也可通过胃壁的内在神经丛反射，直接或通过促胃液素间接引起胃腺分泌；扩张刺激幽门部感受器，通过胃壁的内在神经丛作用于 G 细胞，引起促胃液素释放。食物的化学成分，主要是蛋白质的消化产物可直接作用于 G 细胞，引起促胃液素分泌。特点是：分泌量多（约占消化期分泌总量的 60%），酸度高，但胃蛋白酶原含量较头期少，故消化力比头期弱。

（3）肠期：肠期胃液分泌是指食糜进入小肠后，通过对小肠黏膜的机械性和化学性刺激使十二指肠黏膜释放促胃液素和肠泌酸素，引起胃液分泌，主要是通过体液调节实现的。特点：分泌量少（约占消化期分泌总量的 10%），酸度低，胃蛋白酶原含量也较少。

在进食过程中，除迷走神经、促胃液素外，组胺也有较强的促进胃酸分泌的作用。此外，咖啡因、低血糖、乙醇及 Ca^{2+} 等也可刺激胃酸分泌。

胃液分泌的抑制性调节主要有：①盐酸。当胃内 pH 降至 1.2~1.5 或十二指肠处于酸化状态（pH < 2.5）时，可抑制促胃液素的释放，使胃液分泌减少。②脂肪。进入小肠的脂肪可刺激肠抑胃素的释放，抑制胃液分泌。③高渗溶液。高渗的食糜进入小肠后，可刺激小肠壁内的渗透压感受器，通过肠 - 胃反射抑制胃液分泌。

3. 胃的运动

（1）胃的运动形式 ☆重点

1）容受性舒张：当咀嚼和吞咽时，食物刺激了口、咽和食管等处的感受器，反射性地引起胃壁平滑肌舒张，称为容受性舒张。其生理意义是使胃能够容纳大量食物，同时胃内压保持相对稳定。

2）紧张性收缩：胃壁平滑肌经常处于一定程度的缓慢持续收缩状态，称为紧张性收缩。其生理意义在于维持胃的正常位置和形态。紧张性收缩是胃其他运动形式的基础。

3）蠕动：胃蠕动有混合、磨碎食物，推动食糜前进并排入十二指肠的作用。

（2）胃排空及其控制 ☆重点：食糜由胃排入十二指肠的过程称为胃排空。一般来说，液体、等渗或小块的食物排空较快；黏稠、高渗或大块的食物排空较慢。在三种主要营养物质中，糖类排空最快，蛋白质次之，脂肪最慢。混合性食物完全排空通常需要 4~6 小时。

胃排空受胃和十二指肠两方面因素的控制。胃排空的直接动力是胃与十二指肠内的压力差，而原动力则是胃的运动。

（三）小肠内消化

1. 胰液的成分及作用 ☆重点　胰液是胰腺的外分泌物，由胰腺腺泡细胞和小导管上皮细胞分泌的无色、无味的碱性液体，pH7.8~8.4，具有很强的消化能力。主要含有胰淀粉酶、胰脂肪酶、胰蛋白酶和糜蛋白酶等多种消化酶，以及水和 HCO_3^- 等成分。

（1）碳酸氢盐：主要作用是中和进入十二指肠的胃酸，保护肠黏膜免受强酸的侵蚀，同时为小肠内多种消化酶发挥作用提供适宜的碱性环境。

（2）胰淀粉酶：胰淀粉酶可将淀粉水解为麦芽糖，其最适 pH 为 6.7~7.0。

（3）胰脂肪酶：胰脂肪酶可将脂肪分解为甘油、脂肪酸和甘油一酯。

（4）胰蛋白酶和糜蛋白酶：胰蛋白酶和糜蛋白酶这两种酶均以无活性的酶原形式存在于胰液中。胰蛋白酶的激活物是小肠液中的肠激酶和被激活的胰蛋白酶原。活化的胰蛋白酶又可将糜蛋白酶原激活为糜蛋白酶。胰蛋白酶和糜蛋白酶单独作用于蛋白质时，均能将蛋白质分解成为䏽和䏡。当两种酶协同作用时，可将蛋白质分解为小分子多肽和氨基酸。糜蛋白酶还有较强的凝乳作用。

胰液中含有消化三大营养物质的消化酶，因而是所有消化液中消化功能最全面、消化力最强的一种消化液。若胰液分泌减少，即使其他消化液分泌都正常，食物中的脂肪和蛋白质也不能被完全消化和吸收，常出现脂肪泻，但糖的消化和吸收一般不受影响。

胰液的分泌受神经和体液双重控制，但以体液调节为主。

2. 胆汁的成分及作用 ☆重点　胆汁是浓稠有苦味的液体，由肝细胞直接分泌的胆汁呈金黄色，pH 约 7.4。在胆囊中储存过的胆汁（胆囊胆汁）为深绿色，因碳酸氢盐被胆囊吸收而呈弱酸性（pH 约 6.8）。胆汁的成分，除水和无机盐外，主要有胆盐、胆色素、胆固醇和卵磷脂等，但不含消化酶，胆盐是胆汁参与消化和吸收的主要成分。

胆盐的作用主要有：①促进脂肪消化。胆盐可降低脂肪的表面张力，使脂肪乳化成极小的微粒，从而增加与胰脂肪酶的接触面积，有利于脂肪的消化。②促进脂肪和脂溶性维生素的吸收。③中和胃酸及促进胆汁自身分泌。

胆汁的分泌受神经和体液因素的调节，以体液调节为主。

3. 小肠液的成分和作用　小肠液除含有水和无机盐外，还有肠激酶和黏蛋白等。其主要作用有：①稀释作用。②保护作用。小肠液能中和进入十二指肠内的盐酸，保护十二指肠黏膜免受盐酸的侵蚀。③消化作用。由小肠腺分泌的肠激酶，可激活胰蛋白酶原使其转变为胰蛋白酶（☆**重点**），从而促进蛋白质的消化。

4. 小肠的运动

（1）小肠的运动形式 ☆**重点**

1）紧张性收缩：紧张性收缩是小肠进行其他各种运动的基础。其意义在于保持肠道一定的形状和位置，并维持肠腔内一定的压力，有助于肠内容物的混合与推进。

2）分节运动：分节运动是小肠特有的运动形式。其主要作用是：①使食糜与消化液充分混合，以利于化学性消化。②使食糜与肠壁紧密接触，为吸收创造有利条件。③挤压肠壁促进血液和淋巴回流，有利于吸收。

3）蠕动：发生于小肠的任何部位，其意义在于使食糜向前推进一步，到达下一邻近肠段再开始分节运动。

小肠内还可见到一种进行速度快（2~25cm/s）、传播距离较远的蠕动，称为蠕动冲，它可以把食糜从小肠始段一直推送到小肠末段，有时还可推送到大肠。这种蠕动冲可由进食时的吞咽动作或食糜刺激十二指肠引起。肠蠕动时，肠内容物（水和气体）被推动而产生的声音，称为肠鸣音。肠蠕动增强时，肠鸣音亢进；肠麻痹时，肠鸣音减弱或消失。

（2）小肠运动的调节：小肠的运动受神经和体液因素的调节。神经调节主要包括内在神经丛和外来神经（副交感神经兴奋能加强小肠的运动，交感神经兴奋则抑制小肠运动）；体液调节包括促进小肠运动和抑制小肠的运动的因素。如促胃液素、P物质、脑啡肽、5-羟色胺等能促进小肠运动，而促胰液素、生长抑素、肾上腺素和胰高血糖素等则抑制小肠运动。

（四）大肠内消化

人类的大肠没有重要的消化作用，主要功能是吸收水分、无机盐和某些维生素，暂时储存食物残渣，形成粪便排出体外。大肠液的主要成分是黏液和碳酸氢盐，主要作用是保护肠黏膜和润滑粪便。

1. 大肠内细菌的作用 ☆**重点**　大肠内的细菌主要来自空气和食物。细菌对糖及脂肪的分解称为发酵，对蛋白质的分解称为腐败。大肠内的细菌能利用肠内较为简单的物质合成B族维生素和维生素K，它们在肠内吸收，对人体有营养作用。若长期使用肠道抗菌药物，肠内细菌被抑制，造成肠道内菌群失调，引起肠道功能紊乱，导致B族维生素和维生素K缺乏。※**难点**

2. 大肠的运动形式和排便

（1）大肠的运动形式

1）袋状往返运动：作用是使结肠袋中的内容物不断地混合，并向前、后两个方向做短距离移动,但不向前推进,有助于水的吸收。

2)分节推进运动和多袋推进运动:分节推进运动是指环行肌有规则的收缩,将一个结肠袋的内容物推移到邻近肠段的运动,收缩结束后,肠内容物不返回原处。如果一段结肠上同时发生多个结肠袋收缩,并将其内容物向下推移,称为多袋推进运动。进食后或副交感神经兴奋时这种运动增强。

3)蠕动:大肠通常蠕动较缓慢,有利于吸收水分和储存粪便。大肠还有一种进行速度快而推进距离远的蠕动,称为集团蠕动。通常开始于横结肠,可将部分大肠内容物快速推送到降结肠或乙状结肠,甚至到达直肠。

(2)排便:正常人的直肠内通常是没有粪便的。当肠的蠕动将粪便推入直肠时,刺激直肠壁内的感受器,引起便意和排便反射。排便反射的初级中枢位于脊髓腰骶段。

三、吸收

(一)吸收的部位 ☆重点

食物在口腔和食管内一般不被吸收。胃只能吸收酒精和少量水分。大肠主要吸收水分和无机盐。食物中的糖类、脂肪和蛋白质的绝大部分消化产物都是在十二指肠和空肠被吸收,回肠具有主动吸收胆盐和维生素 B_{12} 的功能。小肠不仅是食物消化的主要场所,也是食物吸收的主要部位。

小肠成为吸收的主要部位是由于:①小肠的吸收面积大。②小肠绒毛内有丰富的毛细血管和毛细淋巴管,有利于吸收。③食物在小肠内已被分解成可吸收的小分子物质。④食物在小肠内停留时间较长,一般为 3~8 小时。

(二)主要营养物质的吸收

1. 糖的吸收 ☆重点 糖类只有分解为单糖时才能被小肠上皮细胞吸收入血。小肠内的单糖主要是葡萄糖,约占 80%。葡萄糖的吸收方式属于继发性主动转运,其能量来自钠泵的活动。

2. 蛋白质的吸收 食物中的蛋白质经消化分解为氨基酸后才能被吸收。其机制也属于继发性主动转运,吸收途径也是直接进入血液。

3. 脂肪的吸收 脂肪(甘油三酯)的消化产物为甘油、脂肪酸和甘油一酯。中、短链脂肪酸和甘油可直接经毛细血管进入血液。而长链脂肪酸和甘油一酯在肠黏膜细胞内又重新合成甘油三酯,并与细胞中的载脂蛋白结合形成乳糜微粒,乳糜微粒以出胞方式离开上皮细胞,进入毛细淋巴管。由于膳食中的动、植物油中含长链脂肪酸较多,所以脂肪的吸收途径仍以淋巴为主。☆重点

4. 胆固醇的吸收(略)

5. 水的吸收(略)

6. 无机盐的吸收 ☆重点 ※难点 钠的吸收是主动的,原动力来自肠黏膜上皮细胞基底侧膜上的钠泵。钠的吸收可为葡萄糖、氨基酸和水的吸收提供动力;铁吸收的主要部位在十二指肠和空肠。食物中的铁绝大部分是三价铁(Fe^{3+})不易被吸收,当它还原成二价铁(Fe^{2+})时容易被吸收,维生素 C 能将 Fe^{3+} 还原成 Fe^{2+},促进铁的吸收,盐酸也可促进铁的吸收;钙的吸收主要部位在十二指肠。维生素 D 能促进小肠对钙的吸收,盐酸、脂肪

酸等也可促进钙的吸收，氯化钙、葡萄糖酸钙等可溶性的钙更易吸收。

7. 维生素的吸收　大多数水溶性维生素（如维生素 B_1、B_2、B_6、C、PP）主要是依赖于 Na^+ 的同向转运体在小肠上段被吸收的。维生素 B_{12} 需与内因子结合，才能在回肠吸收。脂溶性维生素 A、D、E、K 随脂类消化产物的吸收而被吸收。

四、消化器官活动的调节

消化器官的功能活动是在神经和体液因素的共同调节下实现的。

（一）神经调节

消化道的活动受外来神经系统和内在神经系统的双重支配。

1. 内在神经系统　指分布在消化管壁内的神经丛，又称壁内神经丛。包括黏膜下神经丛和肌间神经丛两类，可独立完成调节消化腺分泌、消化道运动及血管舒缩的局部反射。但壁内神经丛还常受外来神经的调节和控制。

2. 外来神经系统★重点　包括交感神经和副交感神经。消化道中除口腔、咽、食管上段的肌组织及肛门外括约肌为骨骼肌，受躯体神经支配外，其余部分的肌组织均为平滑肌，受交感神经和副交感神经双重支配。交感神经兴奋，节后纤维末梢释放去甲肾上腺素（NA），使胃肠运动减弱，消化腺分泌减少（但唾液腺分泌增加※难点），括约肌收缩。总之，交感神经兴奋可抑制消化活动。副交感神大部分节后纤维末梢释放的递质是乙酰胆碱，通过兴奋 M 受体，使胃肠运动增强，消化腺分泌增加，括约肌舒张。总之，副交感神经兴奋可促进消化活动。

（二）体液调节

由消化道内散在分布的内分泌细胞合成和释放的激素，统称为胃肠激素。胃肠激素主要有：促胃液素、缩胆囊素、促胰液素、抑胃肽和胃动素等，五种胃肠激素的主要作用见表 6-1。

表 6-1　五种胃肠激素的分泌部位和主要生理作用

激素名称	分泌部位	主要生理作用	引起释放的因素
促胃液素	胃窦、十二指肠黏膜	促进胃肠运动、黏膜生长及胃液（以 HCl 为主）、胰液和胆汁分泌	迷走神经、蛋白质消化产物
缩胆囊素	十二指肠、空肠黏膜	促进胰液分泌，促进胆囊收缩和胆汁排放。促进小肠运动，促进胰腺外分泌组织生长	蛋白质消化产物、脂肪酸
促胰液素	十二指肠、空肠黏膜	促进胰液中 HCO_3^- 和水的分泌，抑制胃液分泌和胃肠运动	盐酸、脂肪酸
抑胃肽	十二指肠、空肠黏膜	抑制胃液分泌和胃的运动，促进胰岛素分泌	脂肪酸、葡萄糖、氨基酸
胃动素	胃、小肠、结肠黏膜	在消化期间刺激胃和小肠的运动	迷走神经、盐酸、脂肪

第二部分 习 题

一、名词解释

1. 消化
2. 吸收
3. 胃排空
4. 容受性舒张
5. 黏液 - 碳酸氢盐屏障
6. 胃肠激素
7. 分节运动
8. 胃黏膜屏障

二、填空题

1. 消化的方式分为＿＿＿＿＿和＿＿＿＿＿。
2. 消化道平滑肌细胞动作电位的主要离子基础是＿＿＿＿＿。
3. 胃液的主要成分有＿＿＿＿＿、＿＿＿＿＿、＿＿＿＿＿和＿＿＿＿＿。
4. 胃酸可促进小肠对＿＿＿＿＿和＿＿＿＿＿的吸收。
5. 三种营养物质中，＿＿＿＿＿的排空速度最慢，＿＿＿＿＿排空速度最快。
6. 胆汁中无＿＿＿＿＿，但对＿＿＿＿＿的消化吸收有重要作用，这主要靠＿＿＿＿＿的参与。
7. 小肠的运动形式有＿＿＿＿＿、＿＿＿＿＿和＿＿＿＿＿，其中＿＿＿＿＿是小肠的特有运动形式。
8. 小肠中的消化液有＿＿＿＿＿、＿＿＿＿＿、＿＿＿＿＿。
9. 胃的运动形式＿＿＿＿＿、＿＿＿＿＿、＿＿＿＿＿，其中＿＿＿＿＿是胃特有的运动形式。
10. 胃排空的动力是＿＿＿＿＿和＿＿＿＿＿之间的压力差。抑制胃排空的因素是＿＿＿＿＿。
11. 胰液的主要成分有＿＿＿＿＿、＿＿＿＿＿和＿＿＿＿＿。
12. 小肠对营养物质的吸收，可通过＿＿＿＿＿和＿＿＿＿＿两条途径。
13. 淀粉的消化从＿＿＿＿＿开始，蛋白质的消化从＿＿＿＿＿开始，脂肪的消化从＿＿＿＿＿开始。

三、选择题

A 型题

1. 能水解淀粉的消化液是
   A. 唾液和胰液
   B. 唾液和胃液
   C. 胃液和胰液
   D. 胆汁和小肠液

E. 胰液和胆汁

2. 胃蛋白酶作用的最适 pH 是

A. 1.5~2.0   B. 1.8~3.5

C. 4.0~4.5   D. 5.0~7.0

E. 7.0 以上

3. 胆盐和维生素 B_{12} 的吸收部位是

A. 胃   B. 十二指肠

C. 空肠   D. 回肠

E. 大肠

4. 哪种药物能促进小肠对铁吸收

A. 维生素 C   B. 罗红霉素

C. 青霉素   D. 维生素 B

E. 先锋 V

5. 交感和副交感神经起协同作用的器官是

A. 心   B. 支气管

C. 唾液腺   D. 膀胱

E. 胃肠

6. 排便反射的初级中枢在

A. 骶髓   B. 延髓

C. 中脑   D. 脑桥

E. 大脑皮质

7. 交感神经兴奋对胃肠的作用是

A. 胃肠运动增强,消化腺的分泌增加   B. 胃肠运动增强,消化腺的分泌减少

C. 胃的排空速度减慢,腺体分泌增加   D. 胃的排空速度减慢,唾液腺分泌减少

E. 胃肠运动减弱

8. 葡萄糖、氨基酸在小肠的吸收过程是

A. 渗透和滤过   B. 单纯扩散

C. 易化扩散   D. 入胞作用

E. 主动转运

9. 胃排空的动力是

A. 胃的运动   B. 胃内容物的体积

C. 十二指肠内食糜的刺激   D. 幽门括约肌的收缩

E. 幽门括约肌

10. 有关大肠的功能**错误**的是

A. 储存食物残渣并形成粪便

B. 大肠中的消化酶分解食物残渣

C. 大肠液保护肠黏膜并润滑粪便

D. 肠内细菌可利用简单物质合成维生素 B 族和维生素 K

E. 有集团蠕动

11. 糖的吸收形式主要是

    A. 淀粉   B. 多糖

    C. 寡糖   D. 麦芽糖

    E. 单糖

12. 内因子缺乏，可导致

    A. 小细胞性贫血   B. 巨幼红细胞性贫血

    C. 再生障碍性贫血   D. 地中海性贫血

    E. 缺铁性贫血

13. 胆盐的主要作用是

    A. 中和胃酸   B. 激活胰蛋白酶原

    C. 杀菌   D. 促进脂肪的消化和吸收

    E. 促进蛋白质消化和吸收

14. 对脂肪、蛋白质消化作用最强的是

    A. 小肠液   B. 胰液

    C. 胆汁   D. 胃液

    E. 唾液

15. 唾液中除唾液淀粉酶以外，还有

    A. 凝乳酶   B. 蛋白水解酶

    C. 溶菌酶   D. 寡糖酶

    E. 肽酶

16. 胃液成分中与红细胞生成有关的物质是

    A. HCl   B. 内因子

    C. 无机盐   D. 黏液

    E. 胃蛋白酶

17. 胰液的作用是

    A. 分解蛋白质   B. 分解脂肪

    C. 分解淀粉   D. 中和胃酸

    E. 以上都是

18. 胆汁中具有消化作用的成分是

    A. 胆色素   B. 胆盐

    C. 胆固醇   D. 卵磷脂

    E. 磷酸盐

19. 下列哪项**不是**胃肠激素

    A. 胃泌素   B. 促胰液素

    C. 抑胃肽   D. 胆色素

    E. 缩胆囊素

20. 食物中的淀粉开始消化的部位是

A. 口腔   B. 胃

C. 小肠   D. 大肠

E. 食管

21. 胃腺的壁细胞可分泌

    A. 盐酸   B. 水

    C. 胃蛋白酶原   D. 黏液

    E. 胃蛋白酶

22. 长期大量使用肠道抗菌药可导致缺乏的维生素是

    A. B 族和 A   B. B 族和 C

    C. B 族和 D   D. B 族和 K

    E. A 和 K

23. 参与脂肪分解的消化液

    A. 唾液、胰液   B. 唾液、胃液

    C. 胰液、胆汁   D. 唾液、胆汁

    E. 胰液、胃液

24. HCO_3^- 的作用是

    A. 中和胃酸   B. 水解蛋白质

    C. 促进胃黏膜增生   D. 促进胃酸合成与分泌

    E. 促进机械消化过程

25. 迷走神经兴奋时引起

    A. 胃肠平滑肌活动增强，消化腺分泌减少

    B. 胃肠平滑肌活动减弱，消化腺分泌增加

    C. 胃肠平滑肌活动增强，消化腺分泌增加

    D. 胃肠平滑肌活动减弱，消化腺分泌减少

    E. 胃肠平滑肌活动变化不明显，消化腺分泌增加

26. 下列哪项**不是**胆汁的作用

    A. 作为乳化剂，降低脂肪表面张力   B. 分解脂肪为脂肪酸和甘油一脂

    C. 作为脂肪分解产物的运载工具   D. 可中和一部分胃酸

    E. 可促进脂溶性维生素的吸收

27. 胰液中的消化酶**不包括**

    A. 胰淀粉酶   B. 胰脂肪酶

    C. 胰蛋白酶原   D. 糜蛋白酶原

    E. 肠激酶

28. 吸收的主要部位是

    A. 食管   B. 小肠

    C. 胃   D. 大肠

    E. 直肠

29. 胃蛋白酶的作用是

A. 中和胃酸   B. 水解蛋白质

C. 促进胃黏膜增生   D. 促进胃酸合成与分泌

E. 促进机械消化过程

30. 消化管共同具有的运动形式是

A. 咀嚼   B. 蠕动

C. 容受性舒张   D. 集团蠕动

E. 分节运动

B 型题

（31~33 题共用备选答案）

A. 肠激酶   B. 盐酸

C. 胰蛋白酶   D. 胃蛋白酶

E. 糜蛋白酶

31. 胃蛋白酶原的主要激活物是

32. 胰蛋白酶原的主要激活物是

33. 糜蛋白酶原的主要激活物是

（34~37 题共用备选答案）

A. 唾液   B. 胃液

C. 胰液   D. 胆汁

E. 小肠液

34. 酸性最强的消化液是

35. 不含消化酶的消化液是

36. 消化力最强的消化液是

37. 含消化酶种类最多的消化液是

四、简答题

1. 简述胃液的成分及其作用？

2. 简述蛋白质食物在消化管内的分解过程。

3. 为什么说小肠是营养物质吸收的主要部位？

4. 简述消化道的神经支配及其作用。

5. 小肠的运动形式有哪些？有何意义？

6. 胃的运动形式有哪几种？有何意义？

第三部分　参考答案

一、名词解释

1. 消化　食物在消化道内被加工分解的过程称为消化。

2. 吸收　食物经过消化后的营养成分透过消化道黏膜进入血液或淋巴液的过程称为吸收。

3. 胃排空　食糜由胃排入十二指肠的过程称为胃排空。

4. 容受性舒张　咀嚼吞咽时，食物刺激口腔、咽、食管等处的感受器，反射性地引起胃底和胃体部的平滑肌舒张，称为容受性舒张。

5. 黏液 - 碳酸氢盐屏障　胃黏膜表面的黏液与胃黏膜上皮细胞分泌的 HCO_3^- 一起形成抵抗胃酸和胃蛋白酶对胃黏膜侵蚀的凝胶层称为黏液 - 碳酸氢盐屏障。

6. 胃肠激素　是胃肠黏膜中散在的内分泌细胞分泌的激素的总称。

7. 分节运动　是小肠以环形肌为主的节律性舒、缩交替的运动形式。

8. 胃黏膜屏障　胃黏膜上皮细胞顶端相邻细胞膜之间形成的紧密连接。

二、填空题

1. 机械性消化　化学性消化

2. Ca^{2+} 内流

3. 胃酸　胃蛋白酶原　内因子　黏液

4. 铁　钙

5. 脂肪　糖

6. 消化酶　脂肪　胆盐

7. 紧张性收缩　蠕动　分节运动　分节运动

8. 胆汁　胰液　小肠液

9. 紧张性收缩　蠕动　容受性舒张　容受性舒张

10. 胃　十二指肠　进入十二指肠内的食糜

11. 水　HCO_3^-　各种消化酶

12. 血液　淋巴液

13. 口腔　胃　小肠

三、选择题

1. A	2. B	3. D	4. A	5. C	6. A	7. E	8. E
9. A	10. B	11. E	12. B	13. D	14. B	15. C	16. B
17. E	18. B	19. D	20. A	21. A	22. D	23. C	24. A
25. C	26. B	27. E	28. B	29. B	30. B	31. B	32. A
33. C	34. B	35. D	36. C	37. C			

四、简答题

1. 胃液的成分有 4 种：胃酸、胃蛋白酶原、内因子、黏液。其作用如下：

胃酸：①激活胃蛋白酶原并为之提供适宜的酸性环境。②使蛋白质变性易于分解。③杀菌。④进入小肠后促进胰液、胆汁、小肠液的分泌。⑤促进铁和钙的吸收。

胃蛋白酶原：被胃酸激活生成胃蛋白酶后发挥作用。①对蛋白质进行初步分解。②激活胃蛋白酶原。

黏液：①保护胃黏膜免受机械性损伤。②可防止胃酸和胃蛋白酶对胃黏膜本身的侵蚀。

内因子：①保护维生素 B_{12} 不被酶水解。②促进小肠对维生素 B_{12} 的吸收。

2. 蛋白质食物在消化管内的分解过程　在胃腔中，胃蛋白酶原首先被盐酸激活形成有活性的胃蛋白酶，然后在强酸性环境中将蛋白质进行初步分解形成小分子的多肽；在小肠内，胰蛋白酶原被肠激酶激活形成胰蛋白酶，胰蛋白酶再激活糜蛋白酶原形成糜蛋白酶，与胰蛋白酶共同作用于蛋白质，将其分解为多肽和氨基酸；多肽再经小肠液中的肠肽酶水解为氨基酸。

3. 小肠是营养物质吸收的主要部位，其原因有：①小肠吸收面积大，即肠黏膜有环状皱褶、绒毛和微绒毛，使吸收面积增大。②食物在小肠内已分解成适于吸收的小分子物质。③食物在小肠内停留时间长，吸收充分。④小肠绒毛的血液和淋巴液循环丰富，有利于吸收。

4. 消化道的神经支配及其作用　消化道中除口腔、咽、食管上段的肌组织及肛门外括约肌为骨骼肌，受躯体神经支配外，其余部分的肌组织均为平滑肌，受交感神经和副交感神经双重支配。副交感神经兴奋末梢释放乙酰胆碱与 M 受体结合，使胃肠道运动增强，腺体分泌增加，括约肌松弛。交感神经兴奋末梢释放去甲肾上腺素与 α 受体结合，使胃肠道运动减弱，腺体分泌减少，括约肌收缩。内在神经丛是消化道平滑肌所特有，其中含有感觉神经元、运动神经元和中间神经元，可以完成局部反射。

5. 小肠的运动形式有：①紧张性收缩：是其他运动形式的基础。可以使小肠腔内保持一定的基础压力。②分节运动：是小肠特有的运动形式。其意义是使食糜与消化液充分混合，有利于消化；挤压肠壁，促进静脉血和淋巴液回流，有利于营养物质的吸收。③蠕动：有利于食物的充分消化，并可将食物向前推进一段距离。

6. 胃的运动形式及意义：①容受性舒张：使胃很好地完成容纳和储存食物的机能。②紧张性收缩：使胃腔内保持一定的基础压力，从而维持胃正常的形态和位置。③蠕动：可使食物与消化液充分混合，有利于消化；并可将食物排入十二指肠，完成胃的排空机能。

（刘　娜　杨桂染）

第七章 | 能量代谢与体温

第一部分 学习小结

一、能量代谢

能量代谢指生物体内物质代谢过程中所伴随能量的释放、转移、储存和利用过程。

（一）能量的来源和去路 ☆重点

1. 能量的来源　机体一切生命活动所需的能量，来自食物中糖、脂肪和蛋白质。组织细胞进行各种功能活动时并不能直接利用这种能量形式，而是由高能化合物腺苷三磷酸（ATP）直接提供。糖是机体主要的能源物质，占所需能量的 50%~70%，其主要功能是供给生命活动所需的能量。脂肪在体内的主要功能是储存和供给能量，蛋白质主要用于构建细胞结构与执行特殊生理功能，一般情况下，机体不靠蛋白质供能。

2. 能量的去路　各种能源物质在体内氧化分解释放的能量，50% 以上转化为热能用于维持体温，其余部分主要以化学能的形式储存于 ATP 等化合物的高能磷酸键中。因此，ATP 既是体内直接的供能物质，又是能量储存的重要形式。

（二）能量代谢的测定

1. 能量代谢的测定原理　机体的能量代谢水平通常用能量代谢率作为评价指标，即指单位时间内机体所消耗的能量。因此，测定一定时间内机体产热量，即可测出能量代谢率。※难点

2. 与能量代谢测定相关的概念 ※重点

（1）食物的热价：1g 营养物质氧化分解（或在体外燃烧）时，所释放的热量称为该种营养物质的热价。

（2）食物的氧热价：某营养物质氧化时，每消耗 $1LO_2$ 所产生的热量，称为该营养物质的氧热价。

（3）呼吸商：机体内营养物质在氧化分解过程中，会消耗 O_2，同时产生 CO_2。在一定时间内，机体产生的 CO_2 量和耗 O_2 量的比值，称为呼吸商。

（4）非蛋白呼吸商：将一定时间体内氧化糖和脂肪所产生的 CO_2 和耗 O_2 量的比值称为非蛋白呼吸商。

3. 能量代谢测定的方法　在临床实践中，常用简便的间接测热法来测量能量代谢率。进食混合膳食的 NPRQ 为 0.82，对应的氧热价为 20.20kJ/L，故只需测定受试者在一定时

间内的耗氧量,然后乘以 20.20kJ/L,即可计算出该段时间内机体的产热量。

(三) 影响能量代谢的因素,最主要的有以下四种☆重点

1. 肌肉活动 肌肉活动对能量代谢的影响最为显著。

2. 精神活动 机体处于精神紧张状态时,如激动、愤怒、恐惧、焦虑,机体的产热量将会明显增加。

3. 食物的特殊动力效应 由于进食引起机体额外增加产热量的现象,称为食物的特殊动力效应。蛋白质产生的特殊动力效应最为显著,约为 30%。

4. 环境温度 人体在安静状态下,环境温度在 20~30℃范围内,能量代谢最为稳定。环境温度低于 20℃或高于 30℃机体能量代谢率提高。

(四) 基础代谢

1. 基础代谢与基础代谢率的概念☆重点 基础代谢是指机体处于基础状态下的能量代谢。基础代谢率(BMR)是指机体在单位时间内的基础代谢。所谓基础状态是指人体处在清醒,安静,不受肌肉活动、环境温度、精神紧张及食物等因素影响时的状态。在测定 BMR 时,受试者保持清醒、静卧,肌肉放松,至少 2 小时以上无剧烈运动,无精神紧张,食后 12~14 小时,室温保持在 20~25℃。

2. 测定基础代谢率的临床意义 临床上在评价基础代谢水平时,通常采用相对值来表示。BMR 的相对值在 ±15% 范围内均为正常,只有相对数值在 ±20% 之外时,才具有病理学意义。甲亢时 BMR 可比正常值高 25%~80%,甲状腺功能减退时,BMR 可比正常值低 20%~40%。因此,BMR 的测定是临床诊断甲状腺疾病的辅助方法。☆重点

二、体温

体温通常是指机体深部的平均温度。

(一) 正常体温及生理波动☆重点

1. 体温的测量部位及正常值 临床上通常用直肠、口腔和腋窝等部位的温度来代表体温。直肠温度正常值为 36.9~37.9℃;口腔温度的正常值为 36.7~37.7℃;腋窝温度的正常值为 36.0~37.4℃。☆重点

2. 体温的生理波动☆重点 体温可受昼夜、性别、年龄、环境温度、等因素的影响,但变化范围一般不超过 1℃。

(1) 昼夜变化:人体体温在一昼夜中呈现周期性波动,清晨 2~6 时最低,午后 1~6 时最高。

(2) 性别:在相同状态下,成年女性的体温平均高于男性 0.3℃。成年女性基础体温随月经周期呈现规律性波动,在排卵前较低,排卵日最低,排卵后升高 0.3~0.6℃。成年女性排卵后的体温升高,一般认为与黄体分泌的孕激素有关。

(3) 年龄:不同年龄的人能量代谢率水平不同,体温也有差异。新生儿(尤其是早产儿)的体温易受环境温度变化的影响。

(4) 肌肉活动:肌肉活动时,代谢增强,产热量增多,可使体温升高。

(5) 其他因素:麻醉药物可使皮肤血管扩张,机体散热增加而使体温降低。

（二）机体的产热与散热

1. 产热过程

（1）产热器官：机体安静时主要由内脏产热，尤其是肝脏；活动状态下以骨骼肌产热为主。★重点

（2）产热方式：安静状态时，产热量主要来自基础代谢。而在寒冷环境下，机体散热量增加，此时机体主要通过战栗产热和非战栗产热两种方式来增加产热量。战栗是机体在寒冷环境下的高效产热方式。非战栗产热作用最强的组织主要是褐色脂肪组织，新生儿褐色脂肪组织较多，所以非战栗产热对新生儿的意义尤为重要。

（3）产热调节：机体的产热活动受神经、体液等多因素的调节。寒冷刺激时，交感神经兴奋性增高，甲状腺激素和肾上腺髓质激素分泌增加，促进机体产热。

2. 散热过程　　人体主要的散热部位是皮肤。★重点

（1）散热方式：皮肤散热的方式主要有以下四种：当环境温度低于体温时，主要表现为辐射、传导、对流散热；当环境温度等于或高于体温时，蒸发散热则成为机体唯一有效的散热方式。蒸发散热分为不感蒸发和出汗两种形式。★重点

临床上常用冰帽、冰袋给高热患者进行物理降温，属于传导散热；酒精擦浴降温运用的是蒸发散热原理。

（2）皮肤散热的调节：机体通过改变皮肤的血流量和发汗来调节散热。

（三）体温调节

体温的相对稳定，主要是在体温调节中枢的控制下，使产热和散热保持动态平衡的结果。

1. 温度感受器

（1）外周温度感受器：是指存在于人体皮肤、黏膜、肌肉和内脏中对温度变化敏感的游离神经末梢，包括冷感受器和热感受器。主要对冷刺激敏感，且对温度的变化速率更为敏感。

（2）中枢温度感受器：是指存在于中枢神经系统内对温度变化敏感的神经元，包括热敏神经元和冷敏神经元。其中，在视前区 - 下丘脑前部（PO/AH）以热敏神经元居多，在局部组织温度升高时发放神经冲动频率增加。

2. 体温调节中枢　　体温调节中枢存在于从脊髓到大脑皮质的整个中枢神经系统中，但基本中枢位于下丘脑。现已证明，PO/AH 是机体最重要的体温调节中枢。★重点

3. 体温调定点学说★重点※难点　　调定点学说认为，体温调节中枢就像是一个恒温器，PO/AH 的温度敏感性神经元在体温调节中起调定点作用，正常人一般为 37℃。当体温高或低于 37℃时，即可引起相应的散热或产热效应，以维持体温的相对稳定。

第二部分　习　题

一、名词解释

1. 能量代谢

2. 基础代谢

3. 基础代谢率

4. 食物的特殊动力效应

5. 食物的热价

6. 体温

二、填空题

1. 基础代谢率是指人体在清醒而又非常安静的状态下, 不受_____、_____、_____和_____等因素的影响时的能量代谢率。

2. 体温是指机体_____温度, 临床上常用_____的温度来代表体温。

3. 正常机体中影响产热的最显著的因素是_____。

4. 人体主要产热器官是_____和_____。

5. 用冰袋、冰帽等给高热患者降温是增加患者的_____散热, 酒精擦浴是增加_____散热。

6. 皮肤直接散热的多少取决于_____, 而皮肤温度的高低则取决于_____。

7. 皮肤蒸发散热有_____和_____两种形式, 当体温超过 30℃时, 人体主要以_____方式散热。

8. 调节体温的基本中枢在_____。

三、选择题

A 型题

1. 机体最主要的能源物质是

  A. 葡萄糖   B. 脂肪

  C. 磷酸肌酸   D. ATP

  E. 蛋白质

2. 机体的直接供能物质是

  A. ATP   B. 磷酸肌酸

  C. 氨基酸   D. 葡萄糖

  E. ADP

3. 正常体重者在短期饥饿情况下, 主要依靠哪种物质供能

  A. 葡萄糖   B. 脂肪

  C. 肌酸   D. ADP

  E. 蛋白质

4. 脑组织所消耗的能量主要来自

  A. 脂肪   B. 血糖

  C. 氨基酸   D. 葡萄糖有氧氧化

  E. 肌酸

5. 食物的特殊动力效应最大的食物是
    A. 糖　　　　　　　　　　　　　B. 脂肪
    C. 蛋白质　　　　　　　　　　　D. 氨基酸
    E. 水

6. 对机体能量代谢影响最大的因素是
    A. 环境温度　　　　　　　　　　B. 肌肉活动
    C. 精神活动　　　　　　　　　　D. 食物的特殊动力效应
    E. 食物的热价

7. 测定基础代谢率的条件，**错误**的是
    A. 清醒　　　　　　　　　　　　B. 静卧
    C. 餐后 6 小时　　　　　　　　　D. 室温 20~25℃
    E. 肌肉放松

8. 基础代谢率的叙述，**错误**的是
    A. 在基础条件下测定
    B. 反映基础状态下的能量代谢
    C. 反映人体最低水平的能量代谢
    D. 正常值为 ±（10~15）%
    E. 临床上有助于对某些内分泌疾病的诊断

9. 排卵后体温升高，可能与下列哪种因素有关
    A. 恐惧焦虑　　　　　　　　　　B. 人体调节体温的能力下降
    C. 肌肉活动增强　　　　　　　　D. 精神活动紧张
    E. 孕激素作用

10. 机体运动时最主要的产热器官是
    A. 肝　　　　　　　　　　　　　B. 心肌
    C. 骨骼肌　　　　　　　　　　　D. 皮肤
    E. 肺

11. 安静时机体的主要产热器官是
    A. 肝　　　　　　　　　　　　　B. 皮肤
    C. 骨骼肌　　　　　　　　　　　D. 肺
    E. 胃肠道

12. 人体的主要散热部位是
    A. 皮肤　　　　　　　　　　　　B. 呼吸道
    C. 泌尿道　　　　　　　　　　　D. 消化道
    E. 腺体

13. 辐射散热的叙述，**错误**的是
    A. 是以热射线形式散热的方式　　B. 散热面积越大散热量越多
    C. 皮肤与环境温差越大散热量越少　D. 人体安静时的主要散热方式
    E. 属于皮肤散热的一种方式

14. 传导散热的叙述，**错误**的是
    A. 将热量传给与皮肤接触的较冷物体   B. 棉毛织物导热性能差
    C. 散热量与接触物体的导热性能有关   D. 脂肪的导热效能好
    E. 水的导热性能较好

15. 在寒冷环境中机体主要依靠下列哪项产热
    A. 收缩皮肤血管   B. 肾上腺素分泌增加
    C. 甲状腺素分泌增加   D. 战栗
    E. 去甲状腺素分泌增加

16. 调节体温的重要中枢位于
    A. 脊髓   B. 延髓
    C. 脑桥   D. 中脑
    E. 下丘脑

B 型题

（17~19 题共用备选答案）
    A. 36.9~37.9℃   B. 36.7~37.7℃
    C. 36.0~37.4℃   D. 37.7~37.9℃
    E. 35.1~37.7℃

17. 正常人体安静状态下口腔温度是

18. 正常人体安静状态下腋窝温度是

19. 正常人体安静状态下直肠温度是

（20~21 题共用备选答案）
    A. 辐射   B. 传导
    C. 对流   D. 蒸发
    E. 发汗

20. 临床上对高热患者使用酒精擦浴，此散热方式属于是

21. 临床上对高热患者在头部、腋窝、腹股沟处放置冰帽、冰袋，其散热方式是

四、简答题

1. 试述影响能量代谢的因素。
2. 根据散热原理举例说明如何降低高热患者的体温。
3. 人体的体温是如何维持恒定的？

第三部分   参考答案

一、名词解释

1. 能量代谢   指生物体内物质代谢过程中所伴随能量的释放、转移、储存和利用过程。

2. 基础代谢　指机体处于基础状态下的能量代谢。

3. 基础代谢率　指机体在单位时间内的基础代谢。

4. 食物的特殊动力效应　指由于进食引起机体额外增加产热量的现象。

5. 食物的热价　指 1g 营养物质氧化分解（或在体外燃烧）时，所释放的热量称为该种营养物质的热价。

6. 体温　指机体深部的平均温度。

二、填空题

1. 肌肉活动　环境温度　食物　精神紧张

2. 深部的平均　腋窝、口腔和直肠

3. 骨骼肌的活动

4. 肝　骨骼肌

5. 传导　蒸发

6. 皮肤与环境间的温度差　皮肤血流量

7. 不感蒸发　发汗　发汗

8. 视前区 - 下丘脑前部

三、选择题

1. A	2. A	3. B	4. D	5. C	6. B	7. C	8. C
9. E	10. C	11. A	12. A	13. C	14. D	15. D	16. E
17. B	18. C	19. A	20. D	21. B			

四、简答题

1. 影响能量代谢的因素主要有：①肌肉活动。肌肉活动对能量代谢的影响最为显著。②精神活动。人在精神处于紧张状态时，产热量可以显著增加。③食物特殊动力效应。其中蛋白质的特殊动力效应最为显著。④环境温度。人体在安静状态下，环境温度 20~30℃时能量代谢最稳定。当环境温度低于 20℃或高于 30℃时，能量代谢均增强。

2. 降低高热患者的体温可采取：①根据传导散热原理，可在头部、腋窝、腹股沟处放置冰帽、冰块、冰袋给高温患者降温。②根据对流散热原理，注意通风，减少衣被，促进冷热空气的对流，增加散热量。③根据辐射散热原理，降低室温，以增加皮肤与环境间的温度差，促进散热。④根据蒸发散热原理，可用酒精、冷水、冰水擦浴患者皮肤，以增加蒸发散热。⑤服用某些药物降温，如阿司匹林能通过抑制前列腺素合成阻断致热原对热敏神经元的作用，从而使"调定点"降低，以达到降低体温的作用。

3. 机体体温的相对稳定，有赖于自主性体温调节和行为性体温调节的共同参与。通常所说的体温调节，主要指自主性体温调节。当外界环境温度改变时，可通过：①皮肤的温度感受器将温度变化的信息沿躯体传入神经经脊髓到达下丘脑的体温调节中枢。②外界温度改变可通过血流引起深部温度改变，并直接作用于 PO/AH。③脊髓和下丘脑以外的中枢温度感受器也将温度信息传送给 PO/AH，PO/AH 对传入的温度信息进行整合，通过以下途径调节机体的产热和散热活动：①通过交感神经系统调节皮肤血管舒缩反应和汗腺分泌。②通过躯体神经改变骨骼肌的活动，如在寒冷环境中的战栗等。③通过甲状腺和肾上腺髓质的激素分泌活动的改变来调节机体的代谢率。通过上述的复杂的调节过程，使机体在外界环境温度改变时，能维持体温相对恒定。

（黄维琳）

第八章 | 肾脏的排泄功能

第一部分 学习小结

排泄是指机体经血液循环将代谢终产物和进入体内的各种异物以及过剩的物质通过排泄器官排出体外的过程。

机体的排泄器官包括肾脏、皮肤、肺、消化道等。肾脏是人体最主要的排泄器官。

肾脏除排泄功能外，通过尿的生成与排出，调节水、电解质平衡、酸碱平衡，调节动脉血压等，从而维持机体内环境稳态；肾脏也是一个内分泌器官，能分泌肾素、促红细胞生成素；肾脏还能生成激肽、前列腺素，参与局部或全身血管活动的调节等。

一、尿的生成过程

尿液生成的基本过程包括肾小球滤过，肾小管和集合管的重吸收，肾小管和集合管的分泌和排泄。★重点

（一）肾小球的滤过功能

肾小球滤过指血液流经肾小球毛细血管时，除了血细胞和大分子蛋白质外，血浆中的水和小分子物质通过滤过膜，进入肾小囊形成超滤液（原尿）的过程。★重点

通过微穿刺技术从大鼠肾小囊腔内抽取原尿进行化学分析，证明原尿中除蛋白质含量极低外，其他各种成分的浓度及晶体渗透压、酸碱度等都与血浆基本相同，故原尿是血浆的超滤液。

1. 滤过膜

（1）滤过膜组成：由肾小球毛细血管内皮细胞、基膜和肾小囊脏层上皮细胞构成。以上三层结构共同构成了肾小球滤过的机械屏障，另外，在滤过膜各层均覆盖着一层带负电荷的糖蛋白，构成了肾小球滤过的电学屏障。

（2）滤过膜通透性：血浆中的物质能否通过滤过膜，主要取决于被滤过物质的分子大小及所带电荷。一般来说，分子有效半径小于 2.0nm 的中性物质可自由滤过（如葡萄糖）；有效半径大于 4.2nm 的物质不能滤过；而有效半径在 2.0~4.2nm 的各种物质，则随着有效半径的增加，滤过量逐渐降低。此外，血浆白蛋白的有效半径虽然只有 3.6nm，但由于带负电荷，所以难以通过滤过膜的电学屏障。各种血细胞和血浆中的蛋白质均不能透过滤过膜，故滤液中既无血细胞，也几乎无蛋白质。

2. 有效滤过压　肾小球滤过的动力是有效滤过压，是由滤过的动力和阻力两部分

组成的。

(1) 肾小球滤过的动力:肾小球毛细血管血压和肾小囊内液的胶体渗透压(可忽略不计)。

(2) 肾小球滤过的阻力:肾小囊内压和血浆胶体渗透压。

(3) 肾小球有效滤过压 = 肾小球毛细血管血压 −(血浆胶体渗透压 + 肾小囊内压)。

☆重点

当滤过动力与滤过阻力相等时,有效滤过压为 0,滤过作用停止,原尿生成停止,此时称为滤过平衡。滤过平衡点越靠近出球小动脉端,有效滤过的毛细血管长度越长,滤过面积就越大,肾小球滤过率就越高;相反,滤过平衡点越靠近入球小动脉端则肾小球滤过率就越低。**※难点**

3.滤过率和滤过分数 **☆重点** 肾小球滤过率(GFR)是指每分钟两肾生成的原尿量。正常成人安静时两侧肾小球滤过率约为 125ml/min,故两侧肾脏每 24h 滤出的原尿量可达 180L。

肾小球滤过率与肾血浆流量的比值称为滤过分数(FF)。据测定肾血浆流量约为 660ml/min,则滤过分数为(125/660)×100%=19%。这意味着血液流经肾脏时,大约有 1/5 的血浆经肾小球毛细血管滤出,进入肾小囊形成超滤液。

4.影响肾小球滤过的因素 **☆重点**

(1) 有效滤过压:①肾小球毛细血管血压:当人体动脉血压在 70~180mmHg 范围内变动时,通过肾脏自身调节,肾小球毛细血管血压能维持相对稳定,肾小球滤过率基本不变。②血浆胶体渗透压:血浆蛋白浓度降低时(如肝脏功能障碍合成血浆蛋白减少、静脉快速输入大量生理盐水造成的稀释作用),血浆胶体渗透压下降,从而使有效滤过压增大,肾小球滤过率增加,尿量增多。③肾小囊内压。

(2) 滤过膜的面积和通透性:当肾脏发生疾病时,如急性肾小球肾炎引起肾小球毛细血管管腔狭窄,导致有效滤过面积减少,肾小球滤过率降低,患者可出现少尿甚至无尿。当病变造成滤过膜上带负电荷的糖蛋白减少导致电学屏障作用降低或滤过膜的机械屏障被破坏时,滤过膜通透性增大,血浆蛋白、血细胞滤出,患者可出现蛋白尿和血尿。

(3) 肾血浆流量的改变:肾血浆流量通过改变滤过平衡点而影响肾小球滤过率。**※难点**

(二) 肾小管和集合管的重吸收功能☆重点

1.重吸收的部位和特点 经肾小球滤过形成的原尿进入肾小管后称为小管液。小管液在流经肾小管各段和集合管时,大部分水和溶质经上皮细胞途径及细胞旁途径重吸收回血液的过程。

(1) 重吸收的主要部位:近端小管。

(2) 重吸收的特点:选择性和有限性。如葡萄糖的重吸收。

2.重吸收方式 肾小管和集合管的重吸收有主动重吸收和被动重吸收两种方式。

3.重吸收途径 有跨细胞途径和细胞旁途径,以前者为主。

4.几种物质的重吸收※**难点**

(1) Na^+、Cl^- 的重吸收:

1) 近端小管:近端小管是 Na^+ 和 Cl^- 重吸收的主要部位。在近端小管前半段,Na^+ 进入上皮细胞的过程与 H^+ 分泌及葡萄糖和氨基酸的转运相耦联。Cl^- 在近端小管前半段不被重吸收，在后半段通过与 HCO_3^- 的逆向转运及 K^+-Cl^- 同向转运体被重吸收。

2）髓袢：髓袢降支细段对 Na^+、Cl^- 几乎没有通透性，但对水的通透性高，由于水分不断渗透至管周组织液，使小管液中 Na^+、Cl^- 浓度升高，小管液的渗透压不断升高；髓袢升支细段对水不通透，而对 Na^+、Cl^- 的通透性高，Na^+、Cl^- 便顺浓度差扩散至管周组织液，小管液的渗透压逐渐降低；而髓袢升支粗段对 Na^+、Cl^- 的重吸收是通过管腔膜上的 Na^+-$2Cl^-$-K^+ 同向转运体和基底侧膜上的钠泵协同作用实现的。呋塞米（速尿）、依他尼酸等利尿药物能抑制上皮细胞管腔膜的 Na^+-$2Cl^-$-K^+ 同向转运体的转运功能，使髓袢升支粗段 Na^+、Cl^- 的重吸收受到抑制而产生利尿作用。

3）远曲小管和集合管：在远曲小管，小管液中的 Na^+ 和 Cl^- 通过管腔膜上的 Na^+-Cl^- 同向转运体，主动转运到小管上皮细胞内。噻嗪类利尿剂可抑制 Na^+-Cl^- 同向转运体，产生利尿作用。

(2) HCO_3^- 的重吸收：小管液中的 HCO_3^- 和 Cl^- 大部分在近端小管被重吸收。每重吸收一个 HCO_3^- 进入血液，即有一个 H^+ 分泌进入小管液，即排酸保碱，对维持机体内环境酸碱平衡具有重大作用。

(3) K^+ 的重吸收：终尿中 K^+ 主要是远端小管和集合管所分泌，依赖于 Na^+-K^+ 交换。Na^+-K^+ 交换与 Na^+-H^+ 交换之间存在竞争抑制作用。酸中毒时，Na^+-H^+ 交换增强，Na^+-K^+ 交换受抑制，K^+ 分泌减少，易导致高血钾；反之，碱中毒时，Na^+-H^+ 交换减弱，Na^+-K^+ 交换增强，K^+ 分泌增多，易致低血钾。※**难点** ☆**重点**

(4) 水的重吸收：水的重吸收主要有两种情况：一种是在近端小管，对水的重吸收占重吸收水量的 65%~70%，称为必需性重吸收。二是在集合管，水的重吸收量与体内是否缺水有关，受抗利尿激素的调节，属于调节性重吸收。☆**重点**

(5) 葡萄糖的重吸收：葡萄糖重吸收部位在近端小管。近端小管对葡萄糖的重吸收有一定限度。当血糖浓度升高到一定水平时，有一部分肾小管对葡萄糖的重吸收已达极限，血糖浓度如果继续升高，葡萄糖将不能被全部重吸收，未被重吸收的葡萄糖随尿液排出，从而导致糖尿。尿中开始出现葡萄糖时的最低血糖浓度称为**肾糖阈**。其正常值为 8.88~9.99mmol/L（160~180mg/100ml）。☆**重点**

（三）肾小管和集合管的分泌功能

肾小管和集合管的分泌是指肾小管和集合管的上皮细胞将自身代谢所产生的物质或血液中的物质转运至小管液的过程。肾小管分泌的物质有 H^+、NH_3、K^+ 及某些药物如青霉素、酚红、利尿药等。

（四）尿液的浓缩与稀释

机体缺水时，可排出渗透压明显高于血浆渗透压的高渗尿，称为尿浓缩；水过剩时，排出渗透压低于血浆渗透压的低渗尿，称为稀释尿。

1. 尿浓缩与稀释的基本过程　尿液的浓缩与稀释是尿液的渗透压与血浆渗透压相比而言的。体内缺水时，尿液被浓缩，排出渗透压明显高于血浆渗透压的尿液，即高渗尿；体内水过剩时，尿液被稀释，排出渗透压低于血浆渗透压的尿液，即低渗尿。实现尿浓缩和稀释功能的基础主要有两个方面：①肾髓质渗透压梯度。②肾小管特别是集合管对水的通透性。

2. 肾髓质高渗透压梯度的形成　外髓部高渗透压梯度的形成是由于髓袢升支粗段 NaCl 的主动重吸收;内髓部高渗透压梯度主要由于集合管扩散出来的尿素再循环和髓袢升支细段 NaCl 的扩散。　★**重点**※**难点**

二、尿生成的调节

(一) 肾内自身调节

1. 小管液中溶质浓度 ★**重点**　小管液中溶质浓度增大,小管液的渗透浓度随之升高,就会阻碍水的重吸收,导致排出尿量增多,这种现象称为渗透性利尿。例如,糖尿病患者多尿,是因为患者血糖浓度超过肾糖阈,肾小球滤液中的葡萄糖不能被肾小管完全重吸收,使小管液中的溶质浓度增加,导致水重吸收减少,尿量增多。临床上常用被肾小球滤过但不能被肾小管重吸收的物质,如甘露醇或山梨醇等,以增加小管液中溶质浓度来提高小管液的渗透梯度,对抗水的重吸收,达到渗透性利尿目的。

2. 球 - 管平衡　近端小管的重吸收与肾小球滤过率之间存在着平衡的关系。无论肾小球滤过率增加还是减少,近端小管重吸收 NaCl 和水始终占肾小球滤过率的 65%~70%,这种定比关系称为球 - 管平衡。它使终尿量及溶质不致因肾小球滤过率的增减而出现大幅度波动,从而保持尿量和尿钠的相对稳定。

(二) 神经调节

肾交感神经兴奋时对尿生成过程的影响是:①肾血管收缩,肾小球毛细血管血浆流量减少,肾小球毛细血管的血压降低,有效滤过压减小,肾小球滤过率降低,出现少尿或无尿。②直接刺激近球细胞分泌肾素,激活 RAAS 系统,保 Na^+ 保水排 K^+,尿量减少。③通过 α 肾上腺素受体直接刺激近端小管重吸收 NaCl、水,尿量减少。

(三) 体液调节

1. 抗利尿激素 ★**重点**

(1) 抗利尿激素的作用:ADH 由下丘脑视上核和室旁核神经元分泌,在神经垂体储存并释放入血。抗利尿激素主要生理作用是提高远端小管和集合管上皮细胞对水的通透性,促进水的重吸收,使尿量减少,从而发挥抗利尿作用。

(2) 抗利尿激素分泌的调节:调节 ADH 分泌最主要的因素是血浆晶体渗透压和循环血量的变化。★**重点**

1) 血浆晶体渗透压:血浆晶体渗透压是影响 ADH 释放的最主要因素。当大量出汗、呕吐、腹泻等失水增多时,血浆晶体渗透压升高,刺激渗透压感受器,使 ADH 合成和分泌增加,水的重吸收增多,导致尿液浓缩、尿量减少,有利于血浆晶体渗透压恢复到正常范围。相反,大量饮用清水后会引起尿量明显增多,这种现象称为水利尿。水利尿的产生主要是由于大量水被吸收入血,血浆晶体渗透压降低,抑制了 ADH 的合成和释放。★**重点**

2) 循环血量:当血容量过多时(如静脉大量补液),刺激左心房和胸腔大静脉处的容量感受器反射性抑制 ADH 的合成和释放,从而使水重吸收减少,尿量增多,排出体内过多水分,使血容量恢复正常。反之,则 ADH 释放增加,水重吸收增多,尿量减少,从而有利于血容量和血压的恢复。

3）其他因素：剧烈的疼痛、应激性刺激、高度的精神紧张、恶心、呕吐以及血管紧张素Ⅱ的作用等，均可促进 ADH 的释放。而寒冷刺激和心房钠尿肽则抑制其释放。某些药物，如尼古丁和吗啡，可刺激 ADH 的释放，乙醇可抑制 ADH 的释放，故饮酒后尿量可增加。在临床上，由于<u>下丘脑、下丘脑 - 垂体束或神经垂体病变，引起 ADH 合成、释放障碍，患者尿量增多，每日可达 10L 以上</u>，称为尿崩症。

2. 醛固酮 ☆重点

（1）醛固酮的来源和作用：醛固酮是肾上腺皮质球状带分泌的一种盐皮质激素。<u>醛固酮的主要作用是促进远曲小管和集合管对 Na^+ 的主动重吸收和促进 K^+ 的分泌，具有保 Na^+、排 K^+ 和保水的作用</u>。

（2）醛固酮分泌的调节：<u>醛固酮的分泌主要受肾素 - 血管紧张素 - 醛固酮系统（RAAS）和血 Na^+、血 K^+ 浓度变化的影响</u>。

1）肾素 - 血管紧张素 - 醛固酮系统：肾素是由近球细胞分泌的一种蛋白水解酶，能催化血浆中的血管紧张素原生成血管紧张素Ⅰ。血管紧张素Ⅰ在血管紧张素转换酶的作用下生成血管紧张素Ⅱ，血管紧张素Ⅱ可在氨基肽酶作用下进一步降解为血管紧张素Ⅲ。血管紧张素Ⅱ和血管紧张素Ⅲ都具有收缩血管和刺激醛固酮分泌的作用，但前者的缩血管作用更强，后者主要刺激醛固酮的分泌。

2）血 Na^+ 浓度和血 K^+ 浓度：<u>血 Na^+ 浓度降低或血 K^+ 浓度升高，可直接刺激肾上腺皮质球状带分泌醛固酮，保 Na^+ 排 K^+，从而维持血浆高 Na^+ 低 K^+ 的状态</u>。

3. 心房钠尿肽　心房钠尿肽是由心房肌细胞合成并释放的肽类激素，具有明显的<u>促进 NaCl 和水的排出作用</u>。

三、尿液及其排放

（一）尿液的成分和理化性质

1. 尿液的成分和尿量

（1）尿液的成分：终尿中，水占 95%~97%，溶质可分为有机物和无机盐两大类。有机物主要有尿素、肌酐、尿酸、马尿酸等。正常尿中蛋白质含量极少；无机盐主要是 NaCl，其余有硫酸盐、磷酸盐、钾盐和铵盐等。正常尿液不含葡萄糖，尿糖定性实验阴性。

（2）尿量：<u>正常成人排出的尿量为 1 000~2 000ml/24h</u>。通常将排尿量持续在 <u>2 500ml/24h 以上称为多尿，持续少于 500ml/24h 称为少尿，持续少于 100ml/24h 称为无尿</u>。

2. 尿液的理化特性　正常尿液多为透明的淡黄色液体；尿的比重介于 1.015~1.025，与尿量相关联。饮水多时，尿液稀释，比重降低；饮水少或者出汗多时，尿液浓缩，比重增高；正常尿的 pH 介于 5.0~7.0，可随饮食种类的变化而波动。

（二）尿液的排放

1. 膀胱和尿道的神经支配及作用　支配膀胱和尿道的神经分别是盆神经、腹下神经和阴部神经。盆神经兴奋时可使膀胱逼尿肌收缩，尿道内括约肌松弛，促进排尿；腹下神经兴奋时可使膀胱逼尿肌松弛，尿道内括约肌收缩，阻止排尿；阴部神经兴奋时，可使尿道外括约肌收缩，阻止排尿。

2.排尿反射　其初级反射中枢在脊髓骶段。

当膀胱内的尿液达到 400~500ml 时，膀胱内压明显升高，刺激膀胱壁上的牵张感受器，冲动沿盆神经传入到达骶髓的初级排尿中枢，同时，冲动上行到达大脑皮质的高级排尿中枢，产生尿意。若环境条件允许，则发动排尿反射。排尿是一种正反馈过程。

3.排尿异常　排尿反射的任何一个环节发生障碍，均会造成排尿异常。临床上，常见的排尿异常有尿频、尿失禁和尿潴留等。

第二部分　习　题

一、名词解释

1.排泄
2.肾小球滤过
3.肾小球滤过率
4.滤过分数
5.肾小管和集合管重吸收
6.肾糖阈
7.渗透性利尿
8.水利尿

二、填空题

1.肾的主要功能是＿＿＿＿＿＿。此外，肾还具有＿＿＿＿＿＿功能。

2.血浆中的白蛋白分子量为 69 000，有效半径为 3.6nm，但由于其带＿＿＿＿＿＿电荷，因此＿＿＿＿＿＿通过滤过膜。

3.血液流经肾小球毛细血管时，血浆胶体渗透压＿＿＿＿＿＿，当血浆胶体渗透压的数值＿＿＿＿＿＿肾小球毛细血管血压和囊内压的差值时，滤过则停止。

4.肾小球有效滤过压等于＿＿＿＿＿＿＿＿＿＿＿＿。

5.肾血浆流量与肾小球滤过率呈＿＿＿＿＿＿＿＿＿＿＿＿关系。

6.血浆胶体渗透压降低时，肾小球有效滤过压＿＿＿＿＿＿，尿量＿＿＿＿＿＿。

7.正常时超滤液中的葡萄糖在＿＿＿＿＿＿全部被重吸收，若此段以后的小管液中仍含有葡萄糖，则终尿将＿＿＿＿＿＿。

8.尿的生成包括＿＿＿＿＿＿、＿＿＿＿＿＿和＿＿＿＿＿＿三个基本过程。

9.如果 24 小时尿量长期保持＿＿＿＿＿＿毫升以上称为多尿，持续保持在＿＿＿＿＿＿毫升以下称为少尿，少于＿＿＿＿＿＿毫升称为无尿。

10.血浆晶体渗透压＿＿＿＿＿＿，将引起＿＿＿＿＿＿的分泌和释放增多。

11.醛固酮是肾上腺皮质＿＿＿＿＿＿分泌的激素，主要作用是促进远曲小管和集合管对＿＿＿＿＿＿的主动重吸收和促进＿＿＿＿＿＿的分泌。

12.膀胱充盈，膀胱壁牵张感受器兴奋，神经冲动沿＿＿＿＿＿＿传入，到达＿＿＿＿＿＿

的初级排尿中枢。

三、选择题

A型题

1. 下列有关肾小球滤过膜的描述中, **错误**的是
   A. 带正电荷分子更易通过
   B. 基膜对滤过膜的通透性起最重要作用
   C. 由毛细血管上皮细胞、基膜和肾小囊脏层上皮细胞三层组成
   D. 带负电荷分子更易通过
   E. 对分子大小有选择性

2. 重吸收 Na^+ 能力最强的部位是
   A. 近球小管   B. 远曲小管
   C. 髓袢升支   D. 髓袢降支
   E. 集合管

3. 小管液被浓缩和稀释的主要部位是
   A. 髓袢升支   B. 髓袢降支
   C. 近球小管   D. 远曲小管
   E. 集合管

4. 葡萄糖被重吸收的部位是
   A. 近曲小管   B. 远曲小管
   C. 髓袢升支   D. 髓袢降支
   E. 集合管

5. 分泌 K^+ 的主要部位是
   A. 髓袢升支   B. 远曲小管和集合管
   C. 远曲小管   D. 髓袢降支
   E. 集合管

6. 计算肾小球有效滤过压的公式为
   A. 血浆胶体渗透压 −(肾小球毛细血管血压 + 肾小囊内压)
   B. 肾小球毛细血管血压 −(血浆胶体渗透压 + 肾小囊内压)
   C. 肾小囊内压 −(肾小球毛细血管血压 + 血浆胶体渗透压)
   D. 肾小囊内压 +(肾小球毛细血管血压 − 血浆胶体渗透压)
   E. 血浆胶体渗透压 +(肾小球毛细血管血压 − 肾小囊内压)

7. 下列有关 HCO_3^- 重吸收的叙述中**错误**的是
   A. 主要在近球小管重吸收
   B. Cl^- 的重吸收优先于 HCO_3^- 的重吸收
   C. HCO_3^- 以 CO_2 的形式被转运至小管细胞内
   D. HCO_3^- 重吸收需碳酸酐酶的协助
   E. 与 H^+ 的分泌有关

8. 下列有关 H^+ 分泌的描述中**错误**的是
    A. 近球小管、远曲小管和集合管均可分泌
    B. 分泌过程与 Na^+ 的重吸收有关
    C. 有利于 HCO_3^- 的重吸收
    D. 远曲小管和集合管 H^+ 的分泌增多时 K^+ 分泌减少
    E. 可阻碍 NH_3 的分泌

9. 有可能引起血 K^+ 浓度升高的情况是
    A. 酸中毒   B. 碱中毒
    C. 醛固酮分泌增多   D. 近球小管分泌 H^+ 减少
    E. 远曲小管和集合管分泌 H^+ 减少

10. 静脉注射 20% 葡萄糖 50ml，尿量增加的原因是
    A. 肾小管液溶质浓度增高   B. 肾小球滤过率增高
    C. 有效滤过压增高   D. 醛固酮分泌增加
    E. 血浆晶体渗透压增高

11. 排尿反射的初级中枢位于
    A. 大脑皮质   B. 下丘脑
    C. 延髓   D. 骶段脊髓
    E. 脑桥

12. 盆神经受损时，排尿功能障碍的表现是
    A. 尿失禁   B. 尿频
    C. 尿潴留   D. 多尿
    E. 少尿

13. 高位脊髓受损时，排尿功能障碍的表现是
    A. 尿失禁   B. 尿频
    C. 尿潴留   D. 多尿
    E. 少尿

14. 醛固酮的主要作用是
    A. 保 K^+ 排 Na^+ B. 保 Na^+ 排 K^+
    C. 保 Na^+ 保 K^+ D. 保 Na^+ 排 H^+
    E. 保 K^+ 排 H^+

15. 醛固酮作用的主要部位是
    A. 近端小管   B. 髓袢升支粗段
    C. 髓袢降支粗段   D. 远端小管
    E. 远曲小管和集合管

16. 正常成人的肾小球滤过率为
    A. 100ml/min   B. 125ml/min
    C. 150ml/min   D. 180ml/min
    E. 660ml/min

17. 正常人 24h 尿量为

    A. 大于 3 000ml
                       B. 约等于 2 500ml

    C. 2 000~2 500ml
                  D. 1 000~2 000ml

    E. 1 000~1 500ml

18. 下列引起抗利尿激素分泌的最重要因素是

    A. 循环血量增多
                     B. 血浆晶体渗透压增高

    C. 血浆胶体渗透压增高
              D. 疼痛刺激

    E. 寒冷刺激

19. 下列关于排尿反射的叙述**错误**的是

    A. 排尿反射的初级中枢位于脊髓

    B. 排尿反射是正反馈

    C. 脑的高位中枢对脊髓排尿中枢有控制作用

    D. 膀胱受交感神经和副交感神经双重支配

    E. 交感神经兴奋时,促进排尿

20. 下列激素中具有保 Na^+ 排 K^+ 作用的是

    A. 肾素
                         B. 血管紧张素

    C. 心房钠尿肽
                  D. 醛固酮

    E. 抗利尿激素

B 型题

（21~25 题共用备选答案）

    A. 水利尿
                         B. 渗透性利尿

    C. 尿崩症
                         D. 尿失禁

    E. 尿潴留

21. 一次饮用大量清水导致尿量增多称为

22. 下丘脑视上核受损引起

23. 糖尿病患者的多尿是由于

24. 脊髓初级排尿中枢损伤出现

25. 初级排尿中枢与大脑皮质失去联系出现

（26~27 题共用备选答案）

    A. 抗利尿激素
                     B. 醛固酮

    C. 肾上腺素
                   D. 血管紧张素 II

    E. 肾素

26. 调节集合管对水重吸收的主要因素是

27. 调节远曲小管、集合管对 Na^+ 重吸收的主要因素是

四、简答题

1. 简述体循环血压明显降低时对尿液生成的影响?

2. 大量饮清水后,尿量会发生什么变化? 为什么?

3.急性肾小球肾炎时,为什么会出现少尿、血尿、蛋白尿和水肿?

第三部分　参考答案

一、名词解释

1.排泄　指机体经血液循环将代谢终产物和进入体内的各种异物以及过剩的物质通过排泄器官排出体外的过程。

2.肾小球滤过　指血液流经肾小球毛细血管时,除了血细胞和大分子蛋白质外,血浆中的水和小分子物质通过滤过膜,进入肾小囊形成超滤液(原尿)的过程。

3.肾小球滤过率　指每分钟两肾所生成的原尿量,正常值125ml/min。

4.滤过分数　指肾小球滤过率与肾血浆流量的比值。

5.肾小管和集合管重吸收　指小管液在流经肾小管各段和集合管时,大部分水和溶质经上皮细胞途径及细胞旁途径重新返回血液的过程。

6.肾糖阈　是指尿中不出现葡萄糖时最高血糖浓度。一般为8.88~9.99mmol/L。

7.渗透性利尿　指通过增加肾小管中溶质浓度而使尿量增加的利尿方式。

8.水利尿　指大量饮清水后尿量增多的现象。

二、填空题

1.排泄　内分泌功能

2.负电荷　很难

3.升高　等于

4.肾小球毛细血管血压-(血浆胶体渗透压+囊内压)

5.正相关

6.增大　增多

7.近端小管　出现葡萄糖

8.肾小球的滤过　肾小管和集合管的重吸收　肾小管和集合管的分泌

9.2 500　500　100

10.升高　抗利尿激素

11.球状带　Na^+　K^+

12.盆神经　脊髓骶段

三、选择题

1. D	2. A	3. E	4. A	5. B	6. B	7. B	8. E
9. A	10. A	11. D	12. C	13. A	14. B	15. E	16. B
17. D	18. B	19. E	20. D	21. A	22. C	23. B	24. E
25. D	26. A	27. B					

四、简答题

1. 体循环血压降低，使肾动脉血压低于 80mmHg 时，尿量减少。①血压下降，交感神经兴奋，入球小动脉收缩，肾小球滤过率下降。②血压下降，血容量相对不足，视上核和旁室核合成和释放 ADH 增加，肾远曲小管和集合管对水的重吸收增多。③血压下降，肾素 - 血管紧张素 - 醛固酮系统活动增强，醛固酮分泌增加，肾保 Na^+ 排 K^+ 保水作用增强。以上三方面的共同作用，使尿量减少。

2. 尿量明显增加。其机制是：

(1) 因为大量饮清水后，血浆晶体渗透压下降，对渗透压感受器的刺激减弱，引起血管升压素的释放减少，使远曲小管和集合管对水的通透性降低，水的重吸收减少，因此尿量增多。

(2) 血浆胶体渗透压降低，肾小球有效滤过压升高，肾小球滤过平衡点向出球小动脉移动，肾小球滤过率增加，尿量增多；以前者作用显著。

3. 急性肾小球肾炎时，出现少尿、血尿、蛋白尿和水肿的机制

(1) 在急性肾小球肾炎时，由于肾小球毛细血管上皮细胞增生、肿胀，致使毛细血管管腔狭窄甚至完全阻塞，使有效滤过面积减小，肾小球滤过率降低，导致少尿甚至无尿。

(2) 急性肾小球肾炎使滤过膜上的糖蛋白减少，使滤过膜负电荷减少，静电屏障功能减弱，通透性增大，带负电的白蛋白滤出增多，出现蛋白尿。也可使滤过膜的机械屏障破坏，使正常不能滤出的红细胞滤出，出现血尿。

（李新爱　周　华）

第九章 ｜ 感觉器官的功能

第一部分 学习小结

一、概述

(一) 感受器与感觉器官
1. 感受器：是指分布于体表或组织内部的一些专门感受机体内外环境变化的结构或装置。
2. 感觉器官：体内一些结构和功能上高度分化的感受细胞连同它们的附属结构，构成复杂的感觉器官。

(二) 感受器的一般生理特性 ☆重点
1. 感受器的适宜刺激
2. 感受器的换能作用
3. 感受器的编码功能
4. 感受器的适应现象　当某种强度恒定的刺激持续作用于感受器时，感觉神经纤维动作电位的发放频率会随时间推移逐渐降低，这种现象称为感受器的适应现象。

二、视觉器官

(一) 眼的折光功能
1. 眼的折光系统　人眼的折光系统包括角膜、房水、晶状体和玻璃体。
2. 眼的调节 ☆重点　当看 6m 以内的近物时，必须经过眼的调节，才能看清物体。眼的调节主要包括晶状体的调节、瞳孔的调节和双眼球会聚，其中以晶状体的调节最为重要。

(1) 晶状体的调节：当看近物时，视网膜上模糊的物像信息传到大脑皮质视觉中枢，反射性引起动眼神经中的副交感纤维兴奋，使睫状肌收缩，悬韧带松弛，晶状体由于自身的弹性而变凸，眼的折光能力增强，使物像前移并成像于视网膜上，从而产生清晰的视觉。※难点

人眼的调节能力，主要取决于晶状体的弹性大小，通常用近点表示。近点是指眼作最大程度调节后，所能看清物体的最近距离。随着年龄增长，晶状体弹性下降，导致看远物正常，看近物模糊的现象称为老视，俗称老花眼，看近物时需戴凸透镜进行矫正。

(2) 瞳孔的调节：视近物时，可反射性地引起双侧瞳孔缩小，称为瞳孔近反射或瞳孔调节反射。其意义在于视近物时，减少眼折光系统造成的色像差和球面像差，保证成像的清晰。强光照射眼时，瞳孔会缩小；光线减弱后，瞳孔会变大，这种现象称为瞳孔对光反射。光照一

侧眼时,双眼瞳孔同时缩小,这种现象称为互感性对光反射。瞳孔对光反射的中枢在中脑。

(3)双眼球会聚:当双眼注视一个由远移近的物体时,两眼视轴同时向鼻侧会聚的现象,称为双眼球会聚,也称辐辏反射。其生理意义是使物体成像于两眼视网膜的对称点上,避免复视。

3.眼的折光异常 ☆重点

因眼球的形态或折光能力异常,致使平行光线不能在视网膜上聚焦成像,导致视物模糊不清或变形,称为折光异常也称屈光不正,包括近视、远视和散光(表9-1)。

表9-1 眼的折光异常及矫正方法

折光异常	产生原因	矫正方法
近视	眼球前后径过长或折光力过强,物体成像于视网膜之前	戴适宜的凹透镜
远视	眼球前后径过短或折光力过弱,物体成像于视网膜之后	戴适宜的凸透镜
散光	角膜经纬线曲率半径不一致,不能在视网膜上清晰成像	戴柱面透镜

(二)眼的感光功能

1.视网膜的结构特点 视网膜由外向内依次分为四层:色素上皮细胞层、感光细胞层、双极细胞层和神经节细胞层。在视神经乳头处,没有感光细胞,故没有感光功能,称为生理盲点。

2.视网膜的两种感光换能系统 ☆重点

(1)视杆系统:由视杆细胞和与之相联系的双极细胞及神经节细胞等组成。视杆系统对光线的敏感度较高,能在昏暗环境中感受弱光刺激而引起视觉,主要功能是暗光下视物,视物时不能分辨颜色,只能辨别明暗,对物体细微结构的分辨力较差,也称晚光觉系统。

(2)视锥系统:由视锥细胞和与之相联系的双极细胞及神经节细胞等组成。视锥系统对光线的敏感度较低,只有在强光条件下才能被激活,主要功能是白昼或较明亮的环境中视物,能分辨颜色,对物体表面细微结构的分辨能力高,也称昼光觉系统。

3.视杆细胞的感光原理 视杆细胞内的感光物质是视紫红质,由视蛋白和视黄醛构成。视紫红质在强光照射下,可迅速分解为视蛋白和全反型视黄醛;在暗处,全反型视黄醛先转变为11-顺型视黄醛,再与视蛋白重新合成视紫红质。在视紫红质的分解与合成过程中,有一部分视黄醛被消耗,需要血液中的维生素A来补充。如果维生素A缺乏,会因视紫红质合成不足而致暗光环境下视觉障碍,引起夜盲症。※难点

(三)与视觉有关的几种生理现象 ☆重点

1.视力 视力也称视敏度,是指眼对物体细微结构的分辨能力,即分辨物体上两点之间最小距离的能力。通常以视角的大小作为衡量标准。

2.视野 视野是指单眼固定注视正前方一点时,该眼所能看见的空间范围。视野受面部结构影响,鼻侧和上侧视野较小,颞侧和下侧视野较大。在同一光照条件下,不同颜色的视野也不一致。白色视野最大,黄、蓝、红次之,绿色视野最小。

3.暗适应 当人长时间处于明亮环境而突然进入暗处时,最初看不清任何物体,经过一定时间后,才能逐渐恢复暗处的视力,这种现象称为暗适应。

4.明适应 当人从暗处突然进入亮处时,最初只感到耀眼的光亮,看不清物体,经过一定时间后,才能恢复视觉,这种现象称为明适应。

三、位听觉器官

（一）耳的听觉功能

1. 外耳的功能　外耳由耳郭和外耳道组成。耳郭具有收集声波并帮助判断声源方向的作用。外耳道是声波传导的通路，同时还起到共鸣腔的作用。

2. 中耳的功能　中耳的主要功能是将声波振动的能量高效地传入内耳，其中鼓膜和听小骨在声音的传递过程中起着重要作用。

（1）鼓膜：为椭圆形半透明薄膜，它具有较好的频率响应和较小的失真度，可与声波同步振动，有利于把声波振动如实地传递给听骨链。

（2）听骨链：听骨链的作用是将声波由中耳传递至内耳耳蜗。在听骨链传音过程中，可使声波振幅稍减小而声压增大，即具有减幅增压的效应。

（3）咽鼓管：是连接咽与鼓室的通道，具有平衡鼓室内压和外界大气压的作用，对维持鼓膜的正常形态、位置和振动性能具有重要意义。鼻咽部炎症导致咽鼓管阻塞后，鼓室内的空气被吸收，可造成鼓膜内陷，并产生耳鸣、耳痛等症状，影响听力。

3. 声波传入内耳的途径 ★重点　声波传入内耳的途径有气传导和骨传导两种，正常情况下以气传导为主。

（1）气传导：声波经外耳道引起鼓膜振动，再经听骨链和前庭窗膜传入耳蜗，此途径称为气传导，是声波传导的主要途径。

（2）骨传导：声波直接经颅骨和耳蜗骨壁传入内耳，使耳蜗内淋巴振动而产生听觉，此途径称为骨传导。骨传导的效能比气传导低得多，因此在正常听觉中其作用甚微。

4. 内耳耳蜗的功能　内耳包括耳蜗和前庭器官两部分。耳蜗被基底膜和前庭膜分为前庭阶、鼓阶和蜗管三个腔，在基底膜上有声音感受器螺旋器。耳蜗的功能是将传到耳蜗的机械振动转化为听神经纤维的神经冲动。在这一转变过程中，耳蜗基底膜的振动起着关键作用。基底膜的振动通常用行波理论解释。声波频率越高，行波传播得越近，最大振幅出现的部位越靠近蜗底部；反之，声波频率越低，行波传播得越远，最大振幅出现的部位越靠近蜗顶。耳蜗底部受损时主要影响高频听力，耳蜗顶部受损时主要影响低频听力。

（二）内耳的位置觉和运动觉功能

内耳迷路中的椭圆囊、球囊和三个半规管合称为前庭器官。前庭器官的感受细胞为毛细胞，其中有一条最长的称为动毛，其余的较短称为静毛。半规管中壶腹嵴的适宜刺激是旋转变速运动；椭圆囊和球囊的毛细胞位于囊斑上，囊斑的适宜刺激是直线变速运动。

第二部分　习　题

一、名词解释

1. 感受器
2. 近点
3. 视力

4. 视野

二、填空题

1. 眼的调节包括_____、_____和_____。瞳孔反射检查中受光照的两侧瞳孔_____，称为_____反射。

2. 老年人的晶状体弹性_____，调节能力随之_____，视物不清晰时，需用_____镜加以矫正。

3. 视网膜上有两种感光细胞，其中_____细胞，对光的敏感性较高，感受_____光，_____辨色；_____细胞，对光的敏感性较低，感受_____光，_____辨色。

4. 由于维生素_____缺乏使_____合成量不足，可引起_____。

5. 眼的折光异常包括_____、_____和_____。

6. 单眼固定注视前方一点，该眼所能看到的范围称为_____。各种颜色的视野大小依次是_____、_____、_____和_____色。

7. 按色觉三原色学说，视网膜上有三种_____。能分别感受_____、_____、_____三种基本颜色，由于不同波长的光线使三种细胞的兴奋程度比例_____而形成不同的色觉。

8. 缺乏辨别某种颜色的能力称为_____，绝大多数与_____有关；辨别某种颜色的能力较差称为_____，多与健康和营养等后天因素有关。

9. 声波传入内耳的途径有_____和_____两种。

三、选择题

A 型题

1. 正常眼睛，眼的近点愈近，说明
   A. 角膜愈呈球形　　　　　　　　　B. 晶状体弹性愈好
   C. 缩瞳能力愈强　　　　　　　　　D. 双眼球会聚能力愈强
   E. 对光反应能力愈强

2. 下列关于视网膜上两种感光细胞的叙述，**错误**的是
   A. 视杆细胞分布于视网膜周边部，而视锥细胞分布于中心部
   B. 视杆细胞对光敏感度降低
   C. 视杆细胞不能分辨颜色，而视锥细胞能分辨颜色
   D. 视杆细胞对被视物结构的分辨能力较视锥细胞低
   E. 视杆细胞传入通路的会聚程度较视锥细胞低

3. 视近物时眼的调节主要是
   A. 瞳孔对光反射　　　　　　　　　B. 瞳孔近反射
   C. 晶状体调节　　　　　　　　　　D. 双眼会聚
   E. 角膜反射

4. 下列视锥细胞的功能特点，**错误**的是
   A. 对光的敏感性较低　　　　　　　B. 细胞直径越大分辨能力越强

C. 司昼光觉　　　　　　　　　　　D. 有色觉

E. 分辨力较强

5. 椭圆囊和球囊斑上的毛细胞适宜刺激是

A. 正角变速运动　　　　　　　　　B. 负角变速运动

C. 角匀速运动　　　　　　　　　　D. 各方向变速直线运动

E. 各方向匀速直线运动

6. 关于眼近点的叙述，正确的是

A. 近点越近，调节力越弱　　　　　B. 近点越近，调节力越强

C. 近点越远，调节力越强　　　　　D. 近点的远近，与调节力无关

E. 正常人眼的近点在一生中不会有变化

7. 有关近视的说明，**错误**的是

A. 眼球前后径过长所致　　　　　　B. 物象聚焦在视网膜之后

C. 近点和远点均比正视眼近　　　　D. 可戴凹透镜矫正

E. 视远物时不清

8. 属于特殊感觉器官的是

A. 前庭器官　　　　　　　　　　　B. 触压觉感受器

C. 痛觉感受器　　　　　　　　　　D. 本体觉感受器

E. 温度觉感受器

9. 刺激强度与感受器传入神经动作电位频率之间呈

A. 正比关系　　　　　　　　　　　B. 反比关系

C. 正变关系　　　　　　　　　　　D. 反变关系

E. 无关系

B 型题

（10~11 题共用备选答案）

A. 增加折光能力　　　　　　　　　B. 减小球面像差和色像差

C. 防止复视　　　　　　　　　　　D. 减少入眼光量

E. 产生立体感觉

10. 视 6m 近物时瞳孔缩小的意义是

11. 在强光照射下瞳孔缩小的意义是

（12~13 题共用备选答案）

A. 红色　　　　　　　　　　　　　B. 绿色

C. 蓝色　　　　　　　　　　　　　D. 黄色

E. 白色

12. 正常人眼在光照不变时的最大颜色视野是

13. 正常人眼在光照不变时的最小颜色视野是

四、简答题

1. 感受器的生理特性有哪几个？

2. 看近物时，晶状体如何调节？

第三部分 参考答案

一、名词解释

1. 感受器 是指专门感受机体内外环境变化的结构或装置。

2. 近点 是指眼睛在尽最大能力调节时所能看清物体的最近距离。

3. 视力 是指眼对物体细微结构的分辨能力,即分辨物体上两点间最短距离的能力,又称视敏度。

4. 视野 单眼固定注视前方一点时,该眼所能看到的范围。

二、填空题

1. 晶状体调节 瞳孔调节 眼球会聚 缩小 瞳孔对光

2. 减弱 下降 凸透镜

3. 视杆 较弱 不能 视锥 较亮 能

4. A 视紫红质 夜盲症

5. 远视 近视 散光

6. 视野 白 黄 蓝 红 绿

7. 视锥细胞 红 绿 蓝 不同

8. 色盲 遗传 色弱

9. 气传导 骨传导

三、选择题

1. B   2. B   3. C   4. B   5. D   6. B   7. B   8. A

9. C   10. B   11. D   12. E   13. B

四、简答题

1. 感受器的一般生理特性有

(1) 感受器的适宜刺激。

(2) 感受器的换能作用。

(3) 感受器的编码作用。

(4) 感受器的适应现象。

2. 看近物时,晶状体的调节过程为:当看近物时,视网上模糊的物像信息传到大脑皮质视觉中枢,反射性引起动眼神经中的副交感纤维兴奋,使睫状肌收缩,悬韧带松弛,晶状体由于自身的弹性而变凸,眼的总折光能力增大,从而使物像前移而成像于视网膜上产生清晰的视觉。

(张丽勇)

第十章 | 神经系统的功能

第一部分 学习小结

一、神经元及反射活动的一般规律

（一）神经元和神经纤维

神经系统主要由神经细胞和神经胶质细胞组成。神经细胞又称神经元，是构成神经系统的基本结构和功能单位。

1. 神经元的结构与功能★重点　神经元由胞体和突起两部分构成，突起又分为轴突和树突。其主要功能是感受刺激、整合信息、产生并传导兴奋。

2. 神经纤维的结构与功能

（1）神经纤维的分类※难点：根据神经纤维有无髓鞘，将其分为有髓神经纤维和无髓神经纤维。根据神经纤维电生理学特性和传导速度将神经纤维分为 A、B、C 三类；根据神经纤维的来源与直径大小将神经纤维分为 Ⅰ、Ⅱ、Ⅲ、Ⅳ 四类。不同类型的神经纤维传导兴奋的速度与神经纤维直径、髓鞘有无、髓鞘厚度以及温度有关。

（2）神经纤维的功能与传导特征：神经纤维的主要功能是传导兴奋，即动作电位。在神经纤维上传导的动作电位，称为神经冲动。神经纤维传导兴奋具有以下特征：完整性、双向传导、绝缘性、相对不疲劳性。★重点

（3）神经纤维的轴浆运输：轴浆在胞体与轴突末梢之间流动，称为轴浆运输。包括顺向运输和逆向运输。

（4）神经纤维的作用：神经纤维对所支配的效应器主要表现出两方面的作用即功能性作用和营养性作用。

（二）神经元之间的信息传递

1. 突触的基本结构★重点　神经元之间相互接触并传递信息的部位称为突触。以化学性突触最为常见。经典的化学性突触由突触前膜、突触间隙和突触后膜三部分组成。

2. 突触传递★重点　突触前神经元的信息传递到突触后神经元的过程，称为突触传递。突触后膜产生的膜电位变化称为突触后电位。包括兴奋性突触后电位（EPSP）和抑制性突触后电位（IPSP）。

（1）兴奋性突触后电位：突触后膜产生的局部去极化电位变化，称为兴奋性突触后电位。EPSP 产生机制是突触前膜释放兴奋性神经递质，与突触后膜相应受体结合，提高了

后膜对 Na^+、K^+ 的通透性，尤其是对 Na^+ 的通透性增大，Na^+ 内流引起后膜发生去极化。

（2）抑制性突触后电位：突触后膜产生的局部超极化电位变化，称为抑制性突触后电位。IPSP 产生机制是突触前膜释放抑制性神经递质，与突触后膜相应受体结合，提高了后膜对 K^+、Cl^- 的通透性，尤其是对 Cl^- 的通透性增大，Cl^- 内流，引起后膜发生超极化。

突触后电位属于局部电位，具有总和效应。

3. 突触传递的特征 ☆重点

（1）单向传递：指兴奋只能从突触前神经元向突触后神经元传递，而不能反向传递。

（2）中枢延搁：兴奋在中枢传递较慢，这一现象称为中枢延搁。

（3）总和：一个突触后神经元常与多个突触前神经元构成突触联系，产生的突触后电位既有 EPSP，也有 IPSP，突触后膜上电位改变的总趋势取决于同时产生的 EPSP 和 IPSP 的代数和。

（4）兴奋节律的改变：在某一反射弧的突触前神经元与突触后神经元上分别记录其放电频率，会发现两者的频率不同。

（5）后发放：在反射活动中，当对传入神经的刺激停止后，传出神经仍继续发放冲动，使反射活动仍持续一段时间，这种现象称为后发放。

（6）对内环境变化敏感和易疲劳：突触部位易受内环境理化因素的影响且易发生疲劳。

（三）神经递质与受体

1. 神经递质　神经递质是指由突触前神经元合成释放的，能与突触后膜的受体特异性结合，并产生一定效应的化学物质。根据神经递质存在的部位不同，分为外周递质与中枢递质。

（1）外周神经递质：主要有乙酰胆碱和去甲肾上腺素。凡末梢释放乙酰胆碱的神经纤维，称为胆碱能纤维。包括全部交感和副交感神经节前纤维，大部分副交感神经节后纤维，少数交感神经节后纤维（支配汗腺和骨骼肌舒血管的交感神经节后纤维），以及躯体运动神经纤维。凡末梢释放去甲肾上腺素的神经纤维称为肾上腺素能纤维。体内大部分交感神经节后纤维属于肾上腺素能纤维。

此外，胃肠道管壁内有一些末梢释放肽类物质的肽能纤维，以及释放嘌呤类物质的嘌呤能纤维，调节胃肠道平滑肌运动和消化腺的分泌。

（2）中枢神经递质：分为胆碱类、单胺类、氨基酸类、肽类、嘌呤类等。

2. 受体 ☆重点 ※难点

（1）胆碱能受体：分为毒蕈碱受体（M 受体）和烟碱受体（N 受体）。乙酰胆碱与 M 受体结合后产生的生理效应称为毒蕈碱样作用（M 样作用）。阿托品是 M 受体阻断药。烟碱受体（N 受体），包括 N_1 和 N_2 两个亚型。乙酰胆碱与 N 受体结合后产生的效应称为烟碱样作用（N 样作用）。六烃季铵主要阻断 N_1 受体；筒箭毒碱主要阻断 N_2 受体。

（2）肾上腺素能受体：分为 α 受体和 β 受体。去甲肾上腺素与 α 受体结合后的效应以兴奋为主，如血管平滑肌收缩使血压升高，有孕子宫平滑肌收缩，虹膜辐射状肌收缩引起瞳孔放大等，但对小肠为抑制性效应。酚妥拉明为 α 受体阻断药。β 受体有 β_1、β_2 和 β_3 三种亚型。β_1 受体主要分布于心肌细胞上，去甲肾上腺素与 β_1 受体结合产生兴奋效应，如心率加快，心肌收缩力增强。β_2 受体分布于呼吸道、胃肠道、子宫及许多血管平滑肌细胞上，去甲肾上腺素与 β_2 受体结合产生抑制效用，可使平滑肌舒张。阿替洛尔是 β_1 受体阻断药，丁氧胺是 β_2 受体阻断药，普萘洛尔（心得安）对 β_1、β_2 受体都有阻断作用。

（四）反射活动的基本规律

1. 中枢神经元的联系方式

（1）单线式联系：指一个突触前神经元仅与一个突触后神经元发生突触联系。

（2）辐散式联系：指一个神经元可通过其轴突末梢分支与多个神经元形成突触联系。

（3）聚合式联系：指许多神经元的轴突末梢共同与一个神经元建立突触联系。聚合式联系是产生总和的结构基础。

（4）环式联系：指一个神经元通过轴突侧支与若干个神经元联系后，又返回来与该神经元建立突触联系，是后发放与反馈的结构基础。

（5）链锁式联系：指一个神经元通过轴突侧支与另一个神经元联系，后者通过轴突侧支再与另一个神经元联系。

2. 中枢抑制 ※**难点**　根据产生抑制的部位不同，中枢抑制可分为突触后抑制和突触前抑制。

（1）突触后抑制：是由突触后神经元产生抑制性突触后电位而发生的抑制，属于超极化抑制。根据与抑制性中间神经元的联系方式的不同，突触后抑制又可分为传入侧支性抑制和回返性抑制。

（2）突触前抑制：由于突触前神经元释放的递质减少，引起兴奋性突触后电位幅度减小而引起的抑制，属于去极化抑制。突触前抑制的结构基础是轴突-轴突突触。

二、神经系统的感觉功能

（一）脊髓和低位脑干的感觉传导功能

脊髓和脑干是重要的感觉传导通路。躯干、四肢和一些内脏器官的感觉传入纤维由后根进入脊髓或低位脑干后，组成不同的感觉传导束，经脑干抵达丘脑。躯体感觉包括浅感觉和深感觉，两类感觉传导通路一般由三级神经元接替。

（二）丘脑及其感觉投射系统 ☆**重点**

人体除嗅觉外的各种感觉传导通路都要在丘脑内交换神经元，再由丘脑感觉接替核发出纤维向大脑皮质投射。感觉投射系统分为特异性投射系统和非特异性投射系统两类。

1. 特异性投射系统　特异感觉接替核及其投射到大脑皮质的神经通路称为特异性投射系统。除嗅觉外的各种感觉经传导通路到达丘脑感觉接替核换元后再投射到大脑皮质特定区域，每一种感觉的传导投射路径都是专一的，具有点对点的投射关系。其主要功能是引起特定的感觉，并激发大脑皮质发出传出冲动。

2. 非特异性投射系统　非特异投射核及其投射到大脑皮质的神经通路称为非特异性投射系统。非特异性投射纤维弥散地投射到大脑皮质广泛区域，不具有点对点的投射关系，因而不能产生特定感觉。非特异性投射系统的主要功能是维持和改变大脑皮质的兴奋状态。

（三）大脑皮质的感觉分析功能

大脑皮质是感觉分析的最高级中枢。

1. 体表感觉区　全身体表感觉在大脑皮质的投射区位于中央后回和中央旁小叶的后部，称为第一体表感觉区。其投射规律为：①交叉投射。②投射区域的空间排列是倒置的。③投射区的大小与体表部位的感觉灵敏程度有关。☆**重点**

在中央前回和岛叶之间还存在第二体表感觉区。其投射区域的空间安排是正立的和双侧性的,面积远比第一感觉区小,感觉定位不明确,性质不清晰。

2. 本体感觉区　本体感觉区主要位于中央前回。

3. 内脏感觉区　内脏感觉区位于第一体表感觉区、第二体表感觉区、运动辅助区(位于中央旁小叶前方)和边缘系统等皮质部位。

4. 视觉区　视觉投射区在大脑半球内侧面枕叶距状裂的上、下缘。

5. 听觉区　听觉投射区位于颞叶的颞横回和颞上回。

6. 嗅觉区和味觉区　嗅觉投射区位于边缘叶的杏仁核和前梨状区。味觉投射区位于中央后回头面部感觉投射区的下侧。

(四) 痛觉

1. 痛觉感受器　一般认为,痛觉感受器是游离的神经末梢。

2. 躯体痛　发生在体表某处的疼痛称为躯体痛。当伤害性刺激作用于皮肤时,可先后引起两种痛觉,即快痛和慢痛。

3. 内脏痛★重点　与躯体痛相比,内脏痛具有一些显著的特征:①疼痛发生缓慢,持续时间较长。②定位不准确,是内脏痛最主要的特点。③对牵拉、痉挛、缺血、炎症等刺激敏感,而对切割、烧灼等刺激不敏感。④特别能引起明显的情绪反应,并常常伴有牵涉痛。牵涉痛是指某些内脏疾病往往引起远隔的体表部位产生疼痛或痛觉过敏的现象。例如,心肌缺血时,常在心前区、左肩和左上臂尺侧发生疼痛。

三、神经系统对躯体运动的调节

(一) 脊髓对躯体运动的调节

躯体运动最基本的反射中枢在脊髓,通过脊髓可完成一些比较简单的躯体运动反射,如牵张反射和屈肌反射。

1. 脊髓前角运动神经元　脊髓灰质前角中存在大量的运动神经元,主要有 α 和 γ 运动神经元。α 运动神经元支配梭外肌,由一个 α 运动神经元及其所支配的全部肌纤维组成的功能单位,称为运动单位。γ 运动神经元支配梭内肌。

2. 脊髓的躯体运动反射

(1) 牵张反射★重点:有神经支配的骨骼肌在受到外力牵拉时,能反射性地引起受牵拉的同一块肌肉收缩,称为牵张反射。包括腱反射和肌紧张两种类型。

腱反射:指快速牵拉肌腱时发生的牵张反射,表现为受牵拉的肌肉快速而明显的缩短。

肌紧张:指缓慢持续牵拉肌腱时发生的牵张反射,表现为受牵拉的肌肉缓慢而持续的缩短。肌紧张是维持躯体姿势最基本的反射活动,是姿势反射的基础。

牵张反射的感受器是肌梭(是一种长度感受器),中枢在脊髓,传入纤维和传出纤维都包含在支配肌肉的神经中,效应器就是该肌肉的肌纤维。可见,牵张反射特点是感受器和效应器都在同一块肌肉中。

(2) 屈肌反射:(略)

(3) 对侧伸肌反射:(略)

3. 脊休克　当动物的脊髓与高位中枢离断后,横断面以下的脊髓暂时丧失反射活动的能力而进入无反应状态，这种现象称为脊休克。

脊休克的表现主要包括横断面以下的脊髓所支配的骨骼肌屈肌反射、对侧伸肌反射、腱反射和肌紧张减弱甚至消失，外周血管扩张，血压下降，发汗反射消失，尿便潴留等。脊休克现象是暂时的，经过一段时间后，一些以脊髓为基本中枢的反射活动可逐渐恢复。脊休克的产生是由于脊髓离断后断面以下突然失去高位中枢的控制而进入无反应状态。

（二）脑干对肌紧张的调节※难点

脑干对肌紧张的调节作用，可通过去大脑动物实验加以证实。在中脑上、下丘之间切断脑干后，动物出现伸肌（抗重力肌）亢进，表现为四肢伸直，坚硬如柱，头尾昂起，脊柱挺硬，这一现象称为去大脑僵直。脑干主要通过网状结构易化区和抑制区的活动来实现对肌紧张的调节。易化区加强肌紧张，抑制区抑制肌紧张。在动物中脑上、下丘之间横切脑干后，易化区活动占有相对优势，易化区和抑制区二者的平衡被打破，因而出现伸肌明显亢进的表现。

（三）小脑对躯体运动的调节☆重点

1. 维持身体平衡　前庭小脑的功能是维持身体平衡。损伤后患者表现出步基宽、站立不稳、步态蹒跚等症状。

2. 调节肌紧张　脊髓小脑主要功能是调节肌紧张。当人类脊髓小脑损伤后，出现肌张力减退、四肢乏力等症状。

3. 协调随意运动　脊髓小脑能协助大脑皮质运动中枢对正在进行的随意运动进行调节。脊髓小脑损伤后，随意运动的力量、方向、速度及协调都会表现出很大的障碍，称为小脑性共济失调。

（四）基底神经节对躯体运动的调节※难点

1. 基底神经节的组成及功能　基底神经节是大脑基底白质内的灰质团块。基底神经节中与运动功能有关的主要是纹状体，包括尾状核、壳核（二者合称新纹状体）和苍白球（旧纹状体），此外，中脑黑质和丘脑底核等在功能上也被归为基底神经节。基底神经节参与随意运动的计划和执行、肌紧张的调节以及本体感觉传入信息的处理。

2. 与基底神经节损伤有关的疾病　基底神经节损伤的主要临床表现可分为两大类：①运动过少而肌紧张过强，如帕金森病。②运动过多而肌紧张不全，如亨廷顿病。

（1）帕金森病：又称震颤麻痹。主要是由于黑质病变，多巴胺能神经元受损，导致纹状体内胆碱能神经元功能亢进。

（2）亨廷顿病：又称舞蹈病。其病变部位在纹状体，由于纹状体内 γ- 氨基丁酸能神经元的变性或遗传性缺失，使抑制性神经递质 γ- 氨基丁酸的合成减少，导致运动过多的症状出现。

（五）大脑皮质对躯体运动的调节

1. 大脑皮质运动区　大脑皮质主要运动区位于中央前回和中央旁小叶前部，具有以下功能特征：①交叉支配。②呈倒置安排。③运动代表区的大小与运动的精细程度有关。☆重点

2. 运动传导通路※难点　大脑皮质对躯体运动的调节通过皮质脊髓束、皮质脑干束和其他下行传导通路的协调活动完成。皮质脊髓侧束控制四肢远端的肌肉，与精细的技

巧性运动有关；皮质脊髓前束控制躯干和四肢近端的肌肉，与姿势的维持和粗略的运动有关。皮质脑干束支配头面部肌肉的活动。

四、神经系统对内脏功能的调节

（一）自主神经系统的生理功能及其意义 ☆重点

1. 自主神经系统的生理功能

自主神经系统对各器官系统的调节作用概括如下（表10-1）。

表10-1　自主神经的主要功能

支配器官	交感神经	副交感神经
循环器官	心率加快，心肌收缩力加强；腹腔内脏血管、皮肤血管、骨骼肌血管收缩（肾上腺素能）或舒张（胆碱能）	心率减慢、心肌收缩力减弱、血管舒张
呼吸器官	支气管平滑肌舒张	支气管平滑肌收缩；促进呼吸道黏膜腺体分泌
消化器官	抑制胃肠和胆囊运动；促进括约肌收缩；促进黏稠的唾液分泌	促进胃肠和胆囊运动；促进括约肌舒张；促进稀薄唾液分泌，使胃液、胰液、胆汁分泌增加
泌尿生殖器官	尿道内括约肌收缩、逼尿肌舒张，抑制排尿；已孕子宫平滑肌收缩，未孕子宫平滑肌舒张	膀胱逼尿肌收缩，尿道内括约肌舒张，促进排尿
眼	瞳孔开大肌收缩，瞳孔扩大	瞳孔括约肌收缩，瞳孔缩小；睫状肌收缩，促进泪腺分泌
皮肤	促进汗腺分泌，竖毛肌收缩	
内分泌和代谢	促进肾上腺髓质分泌；促进肝糖原分解	促进胰岛素分泌

2. 自主神经系统的生理意义　交感神经系统的活动一般比较广泛，当机体处于急剧变化的环境时，交感神经系统的活动明显加强，迅速引起肾上腺髓质激素分泌增多，即交感神经 - 肾上腺髓质作为一个整体参与反应，称为应急反应；副交感神经系统的活动相对比较局限。在机体安静时副交感神经系统的活动较强，并伴有胰岛素的分泌，故称为迷走 - 胰岛素系统。

（二）内脏活动的中枢调节

1. 脊髓对内脏活动的调节　脊髓是某些内脏反射活动的中枢。如脊髓可以完成血管张力反射、发汗反射、排尿反射、勃起反射等。

2. 脑干对内脏活动的调节　延髓有心血管活动、呼吸、吞咽、呕吐、咳嗽等反射活动的中枢，延髓被称为"生命中枢"。脑桥有呼吸调整中枢、角膜反射中枢。中脑有瞳孔对光反射中枢。

3. 下丘脑对内脏活动的调节　下丘脑把自主神经系统活动、内分泌活动和躯体活动三者联系起来，以实现对摄食、水平衡、体温、内分泌和情绪反应等许多重要功能的调节。

4. 大脑皮质对内脏活动的调节　大脑皮质与内脏调节密切相关的结构是边缘系统和新皮质的某些区域。边缘系统是调节内脏活动的高级中枢，可调节血压、呼吸、胃肠、瞳孔、膀胱等的活动,故有人称其为"内脏脑"。此外,边缘系统还与情绪、食欲、性欲、生殖以及防御等活动密切相关。

五、脑的高级功能

(一)大脑皮质的电活动※难点

机体在安静状态下,大脑皮质未受到任何明显刺激时产生的一种持续的节律性电活动,称为自发脑电活动,临床上在头皮表面,记录出来的自发脑电活动曲线,称为脑电图。依据其频率和振幅的不同,分为四种基本波形:α、β、θ、δ波。当皮质神经元的电活动不一致时,就出现高频率低振幅的β波,称为去同步化快波,是大脑新皮质处在紧张活动状态时的主要脑电活动;α波是安静状态时的主要脑电活动,θ、δ波则是困倦或睡眠状态下的主要脑电活动。当睁开眼睛或机体受到其他刺激时,α波立即消失而呈现快波,这一现象称为α波阻断。

(二)觉醒与睡眠

1. 觉醒状态的维持(略)

2. 睡眠的时相及其特征　根据睡眠过程中脑电、肌电和眼电等活动的特征,将睡眠分为慢波睡眠和快波睡眠两个时相,又称非快眼动睡眠和快眼动睡眠。睡眠时,机体的感觉与运动功能减弱,出现心率和呼吸频率减慢,血压下降,代谢率降低,体温下降,尿量减少,发汗功能增强等自主神经功能变化。慢波睡眠有利于促进生长和体力恢复,快波睡眠有助于记忆的整合和巩固。

3. 睡眠产生的机制(略)

(三)学习与记忆(略)

(四)大脑皮质的语言功能

1. 大脑皮质的语言中枢　语言中枢是人类大脑皮质特有的中枢,临床上常见的语言活动功能障碍表现有:①运动失语症。②失写症。③感觉失语症。④失读症。

2. 大脑皮质功能的一侧优势现象　人类两侧大脑半球的功能是不对称的,语言活动功能主要集中在大脑左半球,称为优势半球或主要半球。这种优势现象为人类所特有,它的出现除与遗传因素有关外,主要与人类习惯用右手进行劳动有密切关系。人类语言活动功能的左侧优势从 10~12 岁起逐步建立,此前若发生左侧半球的损伤,尚有可能在右侧大脑皮质重新建立起语言活动中枢;如果成年后发生左侧半球损伤,在右侧就很难再建立语言中枢。习惯用左手的人,其优势半球可在右侧也可在左侧大脑半球。

第二部分　习　题

一、名词解释

1. 突触

2. 突触后电位

3. 神经递质

4. 胆碱能神经纤维

5. 肾上腺素能神经纤维

6. 突触前抑制

7. 牵涉痛

8. 运动单位

9. 牵张反射

10. 脊休克

11. 去大脑僵直

12. 小脑性共济失调

13. 应急反应

二、填空题

1. 神经纤维传导的特征有_____、_____、绝缘性、相对不疲劳。

2. 在突触传递中如果突触后膜发生去极化，这种局部电位称为_____，如果突触后膜发生超极化，这种局部电位称为_____。

3. 牵张反射的类型有_____、_____。

4. 小脑的主要功能有维持身体平衡，还有_____和_____。

5. 在实验动物的_____之间切断脑干，动物会出现_____现象，称为去大脑僵直。

6. 脑干网状结构对肌紧张有_____和_____作用。

7. 交感神经节前纤维释放的递质是_____；副交感神经节前纤维释放的递质是_____。

8. 交感神经兴奋时，表现为心脏活动_____，血压_____，肺通气量_____，血糖浓度_____，瞳孔_____。

9. 大脑皮质运动区主要位于_____和中央旁小叶前部，具有以下功能特征_____、_____和_____。

10. 帕金森病是由于_____病变，_____神经元受损，使脑内_____含量明显下降，导致_____神经元功能亢进，而出现上述一系列症状。

11. 亨廷顿病，又称_____，病变部位在_____。

12. 基本的生命中枢在_____，呼吸调整中枢在_____，瞳孔对光反射中枢在_____。

13. 正常脑电图依据其频率和振幅的不同，分为_____、_____、_____和_____四种基本波形，其中_____属于快波。

14. 慢波睡眠有利于_____，快波睡眠有助于_____。

三、选择题

A 型题

1. 神经元兴奋时，首先产生动作电位的部位是

    A. 胞体   B. 树突

C. 轴突   D. 轴突始段

E. 树突始段

2. 神经纤维传导兴奋的特征**不包括**

A. 双向性   B. 相对不疲劳

C. 时间延搁   D. 完整性

E. 绝缘性

3. 脊髓灰质炎患者发生肢体肌肉萎缩的主要原因是

A. 病毒的直接侵害   B. 患肢肌肉血供减少

C. 失去神经营养性作用   D. 患肢长期废用

E. 脊髓失去高位中枢控制

4. 动作电位到达突触前膜引起递质释放与哪种离子的跨膜移动有关

A. Ca^{2+} 内流   B. Ca^{2+} 外流

C. Na^+ 内流   D. Na^+ 外流

E. K^+ 外流

5. 下列不属于化学突触传递的特点

A. 单向传递   B. 对内环境的变化不敏感

C. 易疲劳   D. 可总和

E. 时间延搁

6. 反射时间的长短主要取决于

A. 刺激的性质   B. 刺激的强度

C. 感受器的敏感度   D. 神经的传导速度

E. 反射中枢突触的多少

7. 神经末梢兴奋与递质释放之间的耦联因子是

A. Cl^- B. K^+

C. Na^+ D. Ca^{2+}

E. Mg^{2+}

8. 下列关于兴奋性突触后电位的叙述，正确的是

A. 由突触前神经元释放抑制性递质而引起

B. 性质上属于动作电位，但幅度较小

C. 重复刺激可发生总和

D. 通过突触后膜 K^+ 通道开放而产生

E. 突触后神经元产生超极化电位

9. 下列关于神经递质的描述**错误**的是

A. 由突触前神经元合成释放   B. 能与突触后膜的受体特异性结合

C. 分为外周递质与中枢递质   D. 一种递质只作用于一种受体

E. 与受体结合生效后很快被消除

10. 在周围神经系统中，属于胆碱能神经纤维的是

A. 所有副交感节后纤维   B. 所有舒血管神经纤维

C. 所有自主神经节前纤维　　　　　　　D. 支配心肌的所有交感节后纤维

E. 支配所有汗腺的交感节后纤维

11. 在周围神经系统，毒蕈碱受体分布于

A. 自主神经节　　　　　　　　　　　　B. 骨骼肌终板膜

C. 多数副交感神经支配的效应器　　　　D. 多数交感神经支配的效应器

E. 消化道壁内神经丛所有的神经元

12. 突触前抑制的特点是

A. 突触前膜超极化　　　　　　　　　　B. 突触后膜的兴奋性降低

C. 突触前轴突末梢释放抑制性递质　　　D. 突触后膜的兴奋性突触后电位降低

E. 通过轴 - 树突触的活动实现

13. 丘脑非特异性投射系统的主要作用

A. 引起触觉　　　　　　　　　　　　　B. 引起牵涉痛

C. 调节内脏的功能　　　　　　　　　　D. 维持睡眠状态

E. 维持大脑皮质的兴奋状态

14. 丘脑特异性投射系统的主要作用是

A. 协调肌紧张　　　　　　　　　　　　B. 维持内脏的功能

C. 调节内脏活动　　　　　　　　　　　D. 引起特定的感觉

E. 引起牵涉痛

15. 内脏痛的主要特点是

A. 对烧灼敏感　　　　　　　　　　　　B. 对切割不敏感

C. 定位不准确　　　　　　　　　　　　D. 对刺激分辨力差

E. 对缺血敏感

16. 脊髓前角 α 运动神经元传出冲动增加使

A. 梭内肌收缩　　　　　　　　　　　　B. 梭外肌收缩

C. 腱器官传入冲动减少　　　　　　　　D. 肌梭传入冲动增加

E. 梭内肌与梭外肌都收缩

17. 牵张反射的感受器是

A. 肌腱　　　　　　　　　　　　　　　B. 肌梭

C. 梭外肌　　　　　　　　　　　　　　D. 梭内肌

E. 腱器官

18. 维持躯体姿势的是

A. 屈肌反射　　　　　　　　　　　　　B. 对侧伸肌反射

C. 膝反射　　　　　　　　　　　　　　D. 腱反射

E. 肌紧张

19. 去大脑僵直的原因是脑干网状结构

A. 抑制区活动增强　　　　　　　　　　B. 易化区活动增强

C. 抑制区活动减弱　　　　　　　　　　D. 易化区活动减弱

E. 出现抑制解除

20. 有思想准备情况下做膝跳反射,受试者膝跳反射会减弱原因是
    A. 高级中枢对低级中枢的调节作用　　B. 反射弧发生变化
    C. 传出神经受阻　　　　　　　　　　D. 感受器受到抑制
    E. 传入信号减少

21. 注射阿托品后**不会出现**
    A. 汗腺分泌减少　　　　　　　　　　B. 胃肠消化液分泌减少
    C. 心跳变慢　　　　　　　　　　　　D. 支气管平滑肌舒张
    E. 胃肠运动减慢

22. 交感神经兴奋可引起
    A. 瞳孔缩小　　　　　　　　　　　　B. 逼尿肌收缩
    C. 肠蠕动增强　　　　　　　　　　　D. 心率加快
    E. 支气管平滑肌收缩

23. 副交感神经兴奋可引起
    A. 支气管平滑肌收缩　　　　　　　　B. 胃肠平滑肌舒张
    C. 胰岛素分泌减少　　　　　　　　　D. 瞳孔扩大
    E. 心率加快

24. 下列哪项生理活动的基本中枢**不在延髓**
    A. 唾液分泌　　　　　　　　　　　　B. 水平衡的调节
    C. 心血管运动　　　　　　　　　　　D. 呕吐
    E. 呼吸运动

25. 下丘脑的功能**不包括**
    A. 调节激素的分泌　　　　　　　　　B. 参与情绪反应
    C. 分泌激素　　　　　　　　　　　　D. 调节进食
    E. 感觉投射

26. 瞳孔对光反射中枢位于
    A. 脊髓　　　　　　　　　　　　　　B. 延髓
    C. 中脑　　　　　　　　　　　　　　D. 脑桥
    E. 下丘脑

27. 脑电图对于以下哪种疾病的诊断有价值
    A. 抑郁症　　　　　　　　　　　　　B. 精神分裂症
    C. 焦虑症　　　　　　　　　　　　　D. 智力低下
    E. 癫痫

28. 大脑皮质处于紧张活动时脑电活动主要表现为
    A. α波　　　　　　　　　　　　　　B. β波
    C. δ波　　　　　　　　　　　　　　D. γ波
    E. θ波

29. 慢波睡眠的特征是
    A. 脑电呈去同步化慢波　　　　　　　B. 多梦

C. 生长激素分泌减少   D. 促进生长和体力恢复

  E. 促进神经系统发育成熟

30. 快波睡眠所特有的表现是

  A. 眼球快速运动、躯体抽动等阵发性表现

  B. 生长激素分泌增加

  C. 交感神经活动减弱

  D. 骨骼肌肌紧张增强

  E. 脑电呈现慢波

31. 一般优势半球指的是下列哪项特征占优势

  A. 重量   B. 运动功能

  C. 感觉功能   D. 语言功能

  E. 皮质沟回数

B 型题

（32~34 题共用备选答案）

  A. 链锁状联系   B. 环状联系

  C. 辐射式联系   D. 聚合式联系

  E. 单线式联系

32. 反射活动后发放现象的结构基础是神经元间的

33. 反射活动总和作用的结构基础是神经元间的

34. 视锥细胞与双极细胞之间的联系是

（35~37 题共用备选答案）

  A. 动作电位   B. 阈电位

  C. 局部电位   D. 静息电位

  E. 后电位

35. 终板电位是

36. 兴奋性突触后电位是

37. 造成膜对 Na^+ 通透性突然增大的临界电位是

（38~42 题共用备选答案）

  A. 肾上腺素   B. 去甲肾上腺素

  C. 乙酰胆碱   D. 多巴胺

  E. 5- 羟色胺

38. 交感和副交感神经节前纤维释放的递质是

39. 支配汗腺的交感神经节后纤维末梢释放的递质是

40. 交感缩血管纤维末梢释放的递质是

41. 支配心脏的交感神经节后纤维末梢释放的递质是

42. 支配骨骼肌的躯体运动神经释放的递质是

（43~46 题共用备选答案）

  A. 筒箭毒碱   B. 酚妥拉明

C. 阿替洛尔　　　　　　　　　　　D. 阿托品

E. 肾上腺素

43. α 受体阻断剂是

44. β 受体阻断剂是

45. M 受体阻断剂是

46. N 受体阻断剂是

（47~50 题共用备选答案）

A. 脊髓　　　　　　　　　　　　B. 脑干

C. 小脑　　　　　　　　　　　　D. 基底神经节

E. 大脑皮质

47. 导致去大脑僵直的横断部位是

48. 导致运动共济失调损伤的部位位于

49. 具有发动随意运动的神经元胞体位于

50. 帕金森病的损伤部位是

四、简答题

1. 简答神经元的结构与功能。

2. 简述突触后电位的分类、机制及区别。

3. 试比较神经纤维传导兴奋和中枢传导兴奋的区别。

4. 突触后抑制的分类、机制及生理意义。

5. 何谓胆碱能纤维？哪些神经纤维属于这类神经纤维？

第三部分　参考答案

一、名词解释

1. 突触　指神经元之间相互接触并传递信息的部位。

2. 突触后电位　指突触后膜产生的膜电位变化。包括兴奋性突触后电位（EPSP）和抑制性突触后电位（IPSP）。

3. 神经递质　指由突触前神经元合成释放的，能与突触后膜的受体特异性结合，并产生一定效应的化学物质。

4. 胆碱能神经纤维　指末梢释放乙酰胆碱的神经纤维。

5. 肾上腺素能神经纤维　指末梢释放去甲肾上腺素的神经纤维。

6. 突触前抑制　指由于突触前神经元释放的递质减少，引起兴奋性突触后电位幅度减小而引起的抑制，属于去极化抑制。

7. 牵涉疼　指某些内脏疾病往往引起远隔的体表部位产生疼痛或痛觉过敏的现象。

8. 运动单位　指由一个 α 运动神经元及其所支配的全部肌纤维组成的功能单位。

9. 牵张反射　指有神经支配的骨骼肌在受到外力牵拉时，能反射性地引起受牵拉的同一块肌肉收缩。

10. 脊休克　当动物的脊髓与高位中枢离断后,横断面以下的脊髓暂时丧失反射活动的能力而进入无反应状态,这种现象称为脊休克。

11. 去大脑僵直　在中脑上、下丘之间切断脑干后,动物出现伸肌(抗重力肌)亢进,表现为四肢伸直,坚硬如柱,头尾昂起,脊柱挺硬,这一现象称为去大脑僵直。

12. 小脑性共济失调　脊髓小脑损伤后,随意运动的力量、方向、速度及协调都会表现出很大的障碍,称为小脑性共济失调。

13. 应急反应当机体处于急剧变化的环境,如剧烈肌肉运动、寒冷、紧张、窒息、剧痛或失血等状况时,交感神经系统的活动明显加强,迅速引起肾上腺髓质激素分泌增多,即交感神经 - 肾上腺髓质作为一个整体参与反应,称为应急反应。

二、填空题

1. 完整性　双向传导

2. EPSP　IPSP

3. 腱反射　肌紧张

4. 调节肌紧张　协调随意运动

5. 上丘和下丘　伸肌亢进

6. 易化　抑制

7. 乙酰胆碱　乙酰胆碱

8. 加强　升高　增大　升高　增大

9. 中央前回　交叉支配　呈倒置安排　运动代表区的大小与运动的精细程度有关

10. 黑质　多巴胺能 多巴胺　胆碱能

11. 舞蹈病　纹状体

12. 延髓　脑桥　中脑

13. β波　α波　θ波　δ波　β波

14. 促进生长和体力恢复　记忆的整合和巩固

三、选择题

1. D	2. C	3. C	4. A	5. B	6. E	7. D	8. C
9. D	10. E	11. C	12. D	13. E	14. D	15. C	16. B
17. B	18. E	19. B	20. A	21. C	22. D	23. A	24. B
25. E	26. C	27. E	28. B	29. D	30. A	31. D	32. B
33. D	34. E	35. C	36. C	37. B	38. C	39. C	40. B
41. B	42. C	43. B	44. C	45. D	46. A	47. B	48. C
49. E	50. D						

四、简答题

1. 神经元由胞体和突起两部分构成,突起又分为轴突和树突。胞体主要功能是合成递质等，接受刺激并整合信息，树突接受刺激并传向胞体，动作电位在轴突始段爆发，沿轴突向神经末梢传导，使末梢释放神经递质。

2. 突触后电位包括兴奋性突触后电位和抑制性突触后电位两种。

兴奋性突触后电位：突触前膜释放兴奋性神经递质，作用于突触后膜上的受体，提高后膜对 Na^+ 和 K^+，尤其是 Na^+ 的通透性，引起 Na^+ 内流，突触后膜去极化。当去极化达到阈电位引发动作电位，使突触后神经元兴奋性增高。

抑制性突触后电位：突触前膜释放抑制性神经递质，作用于突触后膜上的受体，使后膜上的 K^+、Cl^- 通道开放，尤其是 Cl^- 的通透性增加，引起 Cl^- 内流，突触后膜超极化，从而使突触后神经元兴奋性降低。

3. 神经纤维传导兴奋和中枢传导兴奋的特征比较见表10-2。

表 10-2　神经纤维和中枢传导兴奋的特征

比较项目	神经纤维上兴奋传导	中枢兴奋传导
传导机制	局部电流	电-化学-电
传播方向	双向	单向
时间延搁	无	有
电位变化	动作电位	局部电位
完整性	要求	要求
疲劳	相对不易发生	易发生
环境因素影响	绝缘性	易受影响

4. 突触后抑制分为传入侧支性抑制和回返性抑制。

传入侧支性抑制：如屈肌反射的传入纤维进入脊髓后，直接兴奋屈肌运动神经元，同时发出侧支兴奋一个抑制性中间神经元，转而抑制伸肌运动神经元。意义：使不同中枢之间的活动协调进行。

回返性抑制：如脊髓前角运动神经元发出轴突支配骨骼肌，同时发出侧支兴奋闰绍细胞，闰绍细胞的轴突回返，抑制前角运动神经元的活动。意义：使同一中枢内许多神经元的活动同步化。

5. 凡末梢释放乙酰胆碱的神经纤维，称为胆碱能神经纤维。包括全部交感和副交感神经节前纤维，大部分副交感神经节后纤维，少数交感神经节后纤维（支配汗腺和骨骼肌舒血管的交感神经节后纤维），以及躯体运动神经纤维。

（张承玉　张　鹏）

第十一章 | 内 分 泌

第一部分 学习小结

一、概述

（一）内分泌和内分泌系统

内分泌是指腺细胞分泌的生物活性物质（激素）直接进入血液或细胞外液中，并且对靶细胞产生调节效应的一种分泌形式。内分泌系统由内分泌腺和散在的内分泌细胞构成。

激素是指由内分泌腺或散在的内分泌细胞分泌的高效能生物活性物质☆重点。接受激素调节的器官、组织、细胞，分别称为靶器官、靶组织、靶细胞。大多数激素经血液循环运输到达远距离部位发挥调节作用，这种方式称为远距分泌。此外，激素还可以通过旁分泌、自分泌、神经内分泌等方式运输到相应的部位发挥作用。

（二）激素的分类

根据激素的化学结构可将其分为含氮激素和类固醇激素。

1. 含氮激素　含氮激素包括胺类、肽类和蛋白质类。这类激素（除甲状腺激素外）易被消化酶破坏，故临床应用时需注射，不宜口服给药。

2. 类固醇激素　类固醇激素包括肾上腺皮质激素和性激素，如皮质醇、醛固酮、雌激素、孕激素和胆钙化醇等。类固醇激素不易被消化酶破坏，临床上可口服给药。

（三）激素作用的一般特征☆重点

1. 信息传递作用　激素作为化学信使，只是发挥传递信息的作用，在完成信息传递作用后被降解失活。

2. 相对特异性作用　激素只选择性地作用于与其亲和力高的靶器官、靶组织和靶细胞的特性，称为激素作用的特异性。

3. 高效能生物放大作用　在生理状态下，激素在血液中浓度很低，但生理作用却很显著。

4. 激素之间的相互作用☆难点　各种激素在发挥作用时可以相互影响，相互作用，主要表现为协同作用、拮抗作用和允许作用。某些激素本身对某些器官、组织或细胞没有直接作用，但它的存在可使另一种激素的作用明显增强，此现象称为激素的允许作用。如糖皮质激素对去甲肾上腺素的允许作用。

（四）激素的作用机制

1. 含氮激素的作用机制—第二信使学说

含氮激素与靶细胞膜上的特异性受体结合后，激活细胞膜上的 G 蛋白，继而激活膜上的腺苷酸环化酶，在 Mg^{2+} 的参与下，使 ATP 转变为 cAMP，进而激活细胞内的蛋白激酶系统，催化细胞内多种蛋白质发生磷酸化反应，引起靶细胞各种生理功能的改变。在激素发挥调节作用的过程中，包含两次信息传递，第一次是激素把信息传至靶细胞膜，第二次是 cAMP 将此信息由靶细胞表面传递到细胞内。因此，激素是第一信使，cAMP 则为第二信使。除 cAMP 外，环磷酸鸟苷（cGMP）、三磷酸肌醇（IP_3）、二酰甘油（DG）、Ca^{2+}、前列腺素等均可作为第二信使。

2. 类固醇激素的作用机制—基因表达学说

类固醇激素分子量小、脂溶性强，可通过细胞膜进入细胞内，与胞质内特异性受体结合成激素 - 胞质受体复合物。该受体复合物进入核内与核受体结合，形成激素 - 核受体复合物，通过与染色体非组蛋白的特异位点结合，启动或抑制该部位的 DNA 转录，促进或抑制 mRNA 的形成，结果诱导或减少某种蛋白质的合成，从而改变细胞相应的生理功能。

二、下丘脑与垂体内分泌

（一）下丘脑与垂体的功能联系

1. 下丘脑 - 腺垂体系统　下丘脑与腺垂体之间没有直接的神经结构联系，两者之间的功能联系是通过垂体门脉系统实现的。下丘脑促垂体区的小细胞神经元能合成和分泌多种激素，通过垂体门脉系统作用于腺垂体，调节其分泌活动，构成下丘脑 - 腺垂体系统。

2. 下丘脑 - 神经垂体系统　下丘脑与神经垂体之间存在直接的神经联系。下丘脑视上核和室旁核等部位的大细胞神经元的轴突向下延伸到神经垂体，构成下丘脑 - 垂体束。下丘脑视上核和室旁核神经元合成的抗利尿激素（也称血管升压素）和催产素，经过下丘脑 - 垂体束，运送到神经垂体储存，当机体需要时再由神经垂体释放入血。

（二）下丘脑的内分泌功能

下丘脑促垂体区的小细胞神经元分泌的能调节腺垂体活动的激素称为下丘脑调节激素。这些激素从功能上可分为两类："促释放激素"和"释放抑制激素"，分别从促进和抑制两方面调节腺垂体的活动。已经明确结构的下丘脑调节激素大多数为多肽类激素，称为下丘脑调节肽。如促甲状腺激素释放激素、促性腺激素释放激素、促肾上腺皮质激素释放激素、生长激素释放激素和生长抑素等；尚未明确结构的称下丘脑调节因子。

（三）腺垂体的内分泌功能 ☆重点

腺垂体是人体最重要的内分泌腺，能合成并分泌的激素有促甲状腺激素（TSH）、促肾上腺皮质激素（ACTH）、卵泡刺激素（FSH）、黄体生成素（LH）、生长激素（GH）、催乳素（PRL）等。其中 TSH、ACTH、FSH 与 LH 均特异性作用于各自的靶腺，属于促激素，参与构成下丘脑 - 腺垂体 - 靶腺轴系统，主要生理作用是促进靶腺增生和激素的合成与分泌。

1. 生长激素的生理作用 ☆重点

（1）促进生长发育：生长激素几乎对所有组织和器官都有促进生长的作用，特别是对骨骼、肌肉和内脏器官的作用最为显著。若幼年时期生长激素分泌不足，患儿生长停滞，身材矮小，称为侏儒症；相反，如果幼年时期生长激素分泌过多，则生长过快，可引起巨人症。如果成年人生长激素分泌过多，由于骨骺已闭合，长骨不再生长，但肢端的短骨、颅骨和面部软组织可出现异常生长，表现为手足粗大、指趾末端如杵状、鼻大唇厚，下颌突出和内脏器官增大等现象，称为肢端肥大症。★**重点**※**难点**

（2）调节物质代谢：生长激素对物质代谢具有广泛作用，主要表现为：①蛋白质代谢：促进蛋白质合成，减少蛋白质分解。②糖代谢：生长激素通过抑制外周组织摄取和利用葡萄糖，减少葡萄糖的消耗，升高血糖水平。③脂肪代谢：生长激素促进脂肪分解，增强脂肪酸氧化供能，使组织特别是肢体的脂肪量减少。

2. 催乳素的生理作用

（1）对乳腺的作用：催乳素可促进乳腺发育，发动并维持乳腺泌乳。①在女性青春期可促进乳腺的发育。②在妊娠期可使乳腺的腺泡组织进一步发育、成熟。③分娩后，血中雌激素和孕激素水平显著降低，催乳素才发挥其始动和维持乳腺分泌的作用。

（2）对性腺的作用：催乳素与黄体生成素相互配合，促进排卵、黄体生成及孕激素与雌激素的分泌。在男性，可促进雄性性成熟。

此外，催乳素还参与应激反应、促进淋巴细胞增殖等。

3. 促激素　腺垂体分泌的四种促激素（TSH、ACTH、FSH 和 LH）均作用于各自的内分泌靶腺，再通过靶腺激素调节全身组织细胞的活动。TSH 的靶器官是甲状腺，构成下丘脑 - 腺垂体 - 甲状腺轴；ACTH 的靶器官是肾上腺皮质，构成下丘脑 - 腺垂体 - 肾上腺皮质轴；FSH 和 LH 的靶器官是两性的性腺（卵巢和睾丸），构成下丘脑 - 腺垂体 - 性腺轴。

（四）神经垂体的内分泌功能

神经垂体不能合成激素，只能储存和释放激素。神经垂体释放的激素有抗利尿激素（ADH）和催产素。★**重点**

1. 抗利尿激素　在机体脱水或失血等情况下，ADH 释放明显增加，可使皮肤、肌肉、内脏等处的血管广泛收缩，血压升高，因此也称血管升压素。

2. 催产素　主要作用是刺激妊娠子宫平滑肌强烈收缩和促进哺乳期乳腺排乳。★**重点**

三、甲状腺和甲状旁腺内分泌

（一）甲状腺内分泌

1. 甲状腺激素的合成与代谢　甲状腺是人体最大的内分泌腺。甲状腺可合成和分泌甲状腺激素。甲状腺激素主要有两种，甲状腺素（T_4）和三碘甲腺原氨酸（T_3）。T_4 的含量较 T_3 多，而 T_3 的生物学活性约为 T_4 的 5 倍。合成甲状腺激素的主要原料是碘和甲状腺球蛋白。

甲状腺激素的合成分为三步：①甲状腺滤泡聚碘。甲状腺滤泡上皮细胞能逆着电 - 化学梯度将肠道吸收的碘主动转运到甲状腺滤泡上皮细胞内。②碘的活化。③酪氨酸碘化和甲状腺激素合成。活化的碘取代甲状腺球蛋白分子中酪氨酸残基上氢原子的过程称为酪氨酸碘化。一个 MIT 和一个 DIT 耦联生成 T_3，两个 DIT 耦联生成 T_4。甲状腺激素的合成，是在过氧化物酶催化下完成的。

合成的甲状腺激素以胶质形式储存在甲状腺滤泡腔内。储存量可以供机体利用 50~120d。

2. 甲状腺激素的生理作用 ☆重点

（1）对代谢的影响：①增强能量代谢：甲状腺激素可增加大多数组织的耗氧量，使产热量增多，BMR 提高。②调节物质代谢：生理剂量的甲状腺激素能促进蛋白质合成，有利于机体的生长发育，表现为正氮平衡；但分泌过多时，则促进蛋白质的分解，表现为负氮平衡。甲亢时可导致肌肉消瘦和乏力，甲减时则出现蛋白质合成减少，组织间黏蛋白沉积，引起黏液性水肿；生理剂量的甲状腺激素能促进小肠黏膜对葡萄糖的吸收，促进肝糖原分解和肝脏糖异生，使血糖升高；甲状腺激素既促进胆固醇合成，又可加速胆固醇的降解，总的效应以分解为主。故甲亢时血胆固醇降低，而甲减患者血胆固醇升高，易并发动脉粥样硬化。

（2）对生长发育的影响：甲状腺激素是维持机体正常生长发育不可缺少的激素，特别是对脑和骨的发育尤为重要。婴幼儿因缺碘或甲状腺功能减退，引起甲状腺激素合成不足，使脑的发育明显障碍，智力低下，身材矮小，称为"呆小症"（克汀病）。

（3）其他作用：甲状腺激素可提高中枢神经系统的兴奋性；使心率加快，心肌收缩力增强，心输出量和心肌耗氧量增加，外周阻力降低，脉压加大；增强食欲。

3. 甲状腺激素分泌的调节 ☆重点※难点　甲状腺激素主要受下丘脑 - 腺垂体 - 甲状腺轴的调节，此外，还存在一定程度的自身调节机制。

（1）下丘脑 - 腺垂体 - 甲状腺轴的调节：下丘脑分泌的 TRH 通过垂体门脉系统，作用于腺垂体，促进 TSH 的合成和释放，进而刺激甲状腺合成和分泌甲状腺激素。血液中游离的甲状腺激素水平对于腺垂体 TSH 的分泌起负反馈调节作用。如食物中长期缺碘，致使甲状腺激素合成和释放减少，对腺垂体负反馈抑制作用减弱，TSH 分泌增加，引起甲状腺肿大，临床上称单纯性甲状腺肿。

（2）甲状腺的自身调节：甲状腺能根据血碘水平，改变自身对碘的摄取能力和对促甲状腺激素的敏感性，从而维持甲状腺激素合成和释放的相对稳定。

（二）甲状旁腺与甲状腺 C 细胞

甲状旁腺分泌甲状旁腺激素（PTH）。甲状腺 C 细胞（滤泡旁细胞）分泌降钙素（CT）。

甲状旁腺激素和降钙素两者的靶器官主要是骨与肾，生理作用主要是调节机体的钙磷代谢，维持血液中钙和磷水平的相对恒定。

PTH 主要作用是升高血钙和降低血磷，其分泌主要受血钙浓度的调节。

CT 的主要作用是降低血钙和血磷，其分泌主要受血钙浓度的调节。血钙升高，降钙素分泌增多；血钙降低，降钙素分泌则减少。

四、肾上腺内分泌

（一）肾上腺皮质激素

肾上腺皮质由外向内依次分为球状带、束状带和网状带。其中球状带分泌盐皮质激素，主要是醛固酮；束状带分泌糖皮质激素（GC），主要是皮质醇；网状带分泌性激素，主要是雄激素和少量的雌二醇。

1. 糖皮质激素的生理作用 ☆重点

（1）在应激反应中的作用：当机体受到各种有害刺激时，如麻醉、感染、中毒、缺氧、饥饿、创伤、手术、疼痛、寒冷、恐惧时，血中 ACTH 和 GC 分泌增多，称为应激反应。切除肾上腺皮质保留髓质的动物，在给予其生理剂量的 GC 情况下，在安静环境中可以正常生存，一旦遭遇有害刺激，则易于死亡。此外，大剂量的 GC 还具有抗炎、抗毒、抗过敏、抗休克等药理作用。

（2）对物质代谢的作用：①糖代谢：GC 能促进糖异生，增加肝糖原的储存；抑制肝外组织对葡萄糖的摄取和利用，使血糖升高。②蛋白质代谢：GC 促进肝外组织，特别是肌肉组织蛋白质分解；抑制肝外组织对氨基酸的摄取，减少蛋白质的合成。③脂肪代谢：GC 促进脂肪分解，增强脂肪酸在肝内的氧化，以利于肝糖异生。肾上腺皮质功能亢进或长期大剂量使用 GC 的患者，体内脂肪会重新分布，表现为"向心性肥胖"。

（3）对组织器官的作用：①血液系统：GC 使血液中红细胞、血小板、中性粒细胞数量增加。使血液中淋巴细胞、浆细胞、嗜酸性粒细胞的数量减少。因此，临床上常用 GC 治疗再生障碍性贫血、血小板减少性紫癜、淋巴细胞性白血病等。②心血管系统：GC 可增加血管平滑肌对儿茶酚胺的敏感性（允许作用），有利于维持血压；抑制前列腺素的合成，降低毛细血管壁的通透性。③消化系统：GC 能促进胃酸及胃蛋白酶原的分泌。因此，长期大量应用 GC 易诱发或加重消化性溃疡。④神经系统：GC 有提高中枢神经系统兴奋性的作用。⑤其他：GC 能促进胎儿肺泡Ⅱ型上皮细胞的形成及肺表面活性物质的合成。

2. 糖皮质激素分泌的调节 ※**难点**※**难点**　　GC 主要受下丘脑 - 腺垂体 - 肾上腺皮质轴的调节。下丘脑合成的 CRH，促进腺垂体分泌 ACTH，后者可促进肾上腺皮质合成分泌 GC，并维持肾上腺皮质的正常生长。当血液中 GC 浓度升高时，可负反馈抑制下丘脑和腺垂体，使其 CRH 和 ACTH 合成及释放减少。临床上长期大剂量使用糖 GC 治疗的患者，外源性 GC 也可通过负反馈作用，使 ACTH 的分泌减少，从而引起肾上腺皮质萎缩、功能降低。此时，如骤然停药，患者可出现肾上腺皮质功能减退，甚至引起肾上腺危象，危及患者生命。故长期大剂量使用 GC 治疗的患者，应采取逐渐减量直至停药或间断补充 ACTH 的方法，以防止肾上腺皮质萎缩。

（二）肾上腺髓质激素

肾上腺髓质嗜铬细胞合成分泌肾上腺素和去甲肾上腺素，还有少量的多巴胺。

1. 肾上腺髓质激素的生理作用

（1）肾上腺素和去甲肾上腺素的作用非常广泛，其主要作用见表 11-1。

表 11-1　肾上腺素和去甲肾上腺素的主要生理作用

	肾上腺素	去甲肾上腺素
心脏	心率加快，心肌收缩力增强，心输出量增多	心率减慢（减压反射的作用）
血管	皮肤、胃肠、肾血管收缩	冠状动脉舒张，其他血管均收缩
	冠状动脉、骨骼肌血管舒张	外周总阻力明显升高
	外周总阻力变化不明显	
血压	升高	明显升高
支气管平滑肌	舒张	舒张（作用弱）
内脏平滑肌	舒张	舒张（作用弱）

	肾上腺素	去甲肾上腺素
瞳孔	扩大	扩大(作用弱)
血糖	升高(糖异生↑,糖原分解↑)	升高(作用弱)
血脂肪酸	升高(脂肪分解↑,酮体生成↑)	升高(作用强大)

注:↑表示升高或增加。

(2) 参与应急反应:机体在紧急情况下,如剧烈运动、焦虑、恐惧、暴冷、剧痛、失血、窒息等,交感 - 肾上腺髓质系统活动增强,肾上腺素和去甲肾上腺素分泌增多,使机体适应环境的急骤变化,称为应急反应。其意义在于充分调动机体的潜在能力,应对紧急情况。

2. 肾上腺髓质激素分泌的调节　交感神经兴奋,其节前纤维末梢释放 ACh 促进肾上腺髓质合成和分泌肾上腺素和去甲肾上腺素;ACTH 可直接作用于肾上腺髓质嗜铬细胞促进肾上腺素和去甲肾上腺素分泌,也可通过糖皮质激素间接刺激肾上腺髓质促进肾上腺素和去甲肾上腺素的分泌。

五、胰岛内分泌

胰岛内至少有 5 种内分泌细胞,分别是 α(A)、β(B)、δ(D)、D_1 和 PP 细胞,其中 α 细胞占 25%,分泌胰高血糖素;β 细胞占 60%~70%,分泌胰岛素。

(一) 胰岛素

1. 胰岛素的生理作用 ☆重点　胰岛素是体内促进合成代谢的重要激素。

(1) 对糖代谢的作用:胰岛素是调节血糖浓度最为重要的激素,其作用是降低血糖。作用途径是:①促进全身组织细胞对葡萄糖的摄取和利用。②加速糖原合成并储存。③促进脂肪细胞摄取葡萄糖转变为脂肪。④抑制糖原的分解和糖异生作用。总之,胰岛素使血糖的去路增加、来源减少,从而血糖降低。

(2) 对脂肪代谢的作用:胰岛素促进脂肪合成,抑制脂肪的分解,降低血中脂肪酸的浓度。

(3) 对蛋白质代谢的作用:胰岛素促进氨基酸进入组织细胞,促进 DNA、RNA 及蛋白质合成;同时抑制蛋白质分解,有利于机体生长发育和组织损伤修复。

(4) 其他:胰岛素还能促进钾进入细胞,使血钾降低。

2. 胰岛素分泌的调节

(1) 血糖浓度 ☆重点:血糖浓度是调节胰岛素分泌最重要的因素。血糖浓度升高时,可直接刺激胰岛 β 细胞,促进胰岛素分泌;血糖浓度降低时,胰岛素分泌减少。

(2) 激素作用:胃肠激素均可促进胰岛素分泌;胰高血糖素既可通过旁分泌直接刺激β 细胞分泌胰岛素,也可通过升高血糖间接刺激胰岛素分泌;生长激素、甲状腺激素、糖皮质激素、雌激素、孕激素等均可通过升高血糖浓度间接刺激胰岛素分泌;肾上腺素可抑制胰岛素分泌。

(3) 神经调节:胰岛受迷走神经和交感神经的双重支配。迷走神经兴奋时,可直接引起胰岛素分泌；交感神经兴奋时，则抑制胰岛素分泌。

（二）胰高血糖素

1. 胰高血糖素的生理作用 ☆**重点**　胰高血糖素具有很强的促进肝糖原分解及糖异生的作用，使血糖明显升高；促进脂肪酸的分解，使酮体生成增加；促进蛋白质的分解，抑制其合成，能使氨基酸迅速进入肝细胞，加速氨基酸转化为葡萄糖，使糖异生增加。

2. 胰高血糖素分泌的调节　血糖浓度是影响胰高血糖素分泌的重要因素。血糖浓度降低时，胰高血糖素分泌增加，反之则减少。

第二部分　习　题

一、名词解释

1. 内分泌
2. 激素
3. 允许作用
4. 肢端肥大症
5. 应激反应
6. 向心性肥胖

二、填空题

1. 激素的一般生理特性有＿＿＿＿＿、＿＿＿＿＿、＿＿＿＿＿和＿＿＿＿＿。
2. 肾上腺皮质激素包括＿＿＿＿＿、＿＿＿＿＿、＿＿＿＿＿。
3. 腺垂体分泌的促激素有＿＿＿＿＿、＿＿＿＿＿、＿＿＿＿＿、＿＿＿＿＿。
4. 甲状腺激素合成的原料为＿＿＿＿＿、＿＿＿＿＿。
5. 甲状腺手术时，误切除甲状旁腺，可引起低血钙并出现＿＿＿＿＿症。
6. 幼年时期缺乏甲状腺激素导致＿＿＿＿＿，而成年人缺乏甲状腺激素将导致＿＿＿＿＿。
7. 幼儿时期生长激素分泌不足导致＿＿＿＿＿，分泌过多导致＿＿＿＿＿。
8. 交感神经兴奋可使胰岛素分泌＿＿＿＿＿，而副交感神经兴奋可使胰岛素分泌＿＿＿＿＿。
9. 胰岛素缺乏，组织对糖的利用＿＿＿＿＿，血糖＿＿＿＿＿。
10. 糖皮质激素分泌受腺垂体分泌的＿＿＿＿＿控制。肾上腺髓质分泌活动受＿＿＿＿＿控制。

三、选择题

A 型题

1. 关于内分泌系统的叙述，**错误**的是
　　A. 由内分泌器官和内分泌组织组成

B. 内分泌器官指结构上独立存在的内分泌腺

C. 内分泌器官肉眼可见

D. 与神经系统在功能和结构上无关系

E. 内分泌组织包括胰岛、黄体、卵泡等

2. 下列关于激素作用的**错误**叙述是

　A. 激素必须与受体结合才能起作用　　　B. 激素为第一信使

　C. cAMP为最常见的第二信使　　　　　D. cAMP经激活蛋白激酶 A 起作用

　E. 类固醇激素的作用较含氮激素快

3. 下列**不属于**含氮类激素的是

　A. 胰岛素　　　　　　　　　　　　　B. 生长激素

　C. 黄体生成素　　　　　　　　　　　D. 甲状腺激素

　E. 糖皮质激素

4. 下丘脑调节肽是指

　A. 下丘脑分泌的肽类激素

　B. 下丘脑促垂体区肽能神经元分泌的肽类激素

　C. 调节下丘脑肽类激素分泌的神经递质

　D. 下丘脑室旁核分泌的激素

　E. 下丘脑视上核分泌的激素

5. 生长激素的主要作用之一是

　A. 促进脑细胞生长发育　　　　　　　B. 促进蛋白质合成

　C. 促进脂肪合成　　　　　　　　　　D. 降低血糖

　E. 抑制软骨细胞生长发育

6. 成年期生长激素分泌过多会引起

　A. 巨人症　　　　　　　　　　　　　B. 侏儒症

　C. 向心性肥胖　　　　　　　　　　　D. 肢端肥大症

　E. 黏液性水肿

7. 引起生长激素分泌增加的因素是

　A. 高血糖　　　　　　　　　　　　　B. 锻炼

　C. 生长抑素　　　　　　　　　　　　D. 低体温

　E. 游离脂肪酸

8. 关于催乳素分泌的正确叙述是

　A. 通常受下丘脑兴奋性控制　　　　　B. 吸吮时引起射乳反射

　C. 抑制乳腺组织的生长　　　　　　　D. 多巴胺可促进其分泌

　E. 可诱发排卵

9. 甲状旁腺激素的作用是

　A. 血钙降低,血磷降低　　　　　　　B. 血钙升高,血磷升高

　C. 血钙升高,血磷降低　　　　　　　D. 血钙降低,血磷升高

　E. 血钙升高,血磷含量不变

10. 引起呆小症是由于
    A. 幼年时生长激素分泌不足　　　　　　B. 胰岛素分泌不足
    C. 糖皮质激素分泌不足　　　　　　　　D. 幼年时甲状腺激素分泌不足
    E. 幼年时甲状腺激素分泌过多

11. 有关胰岛素的叙述，**错误**的是
    A. 交感神经兴奋促进胰岛素分泌　　　　B. 可促进蛋白质的合成
    C. 促进组织摄取利用葡萄糖　　　　　　D. 使血糖降低
    E. 分泌不足时可引起糖尿病

12. 糖皮质激素对血细胞的影响是
    A. 红细胞数量增加、中性粒细胞减少、淋巴细胞增加
    B. 红细胞数量减少、中性粒细胞增加、淋巴细胞增加
    C. 红细胞数量减少、中性粒细胞减少、淋巴细胞减少
    D. 红细胞数、中性粒细胞增加、血小板减少
    E. 红细胞、中性粒细胞和血小板均增多、淋巴细胞减少

13. 第二信使是指
    A. 受体　　　　　　　　　　　　　　　B. 激素
    C. Na^+　　　　　　　　　　　　　　D. Mg^{2+}
    E. cAMP

14. 长期大量使用糖皮质激素治疗，不宜突然停药，是因为
    A. 糖皮质激素有成瘾性　　　　　　　　B. 使体内 ACTH 增多
    C. 会引起患者糖代谢障碍　　　　　　　D. 可导致肾上腺皮质功能亢进
    E. 可导致肾上腺皮质功能不全

15. 地方性甲状腺肿是由于
    A. 食物中缺碘　　　　　　　　　　　　B. 甲状腺激素分泌不足
    C. 甲状腺激素分泌过多　　　　　　　　D. 胰岛素分泌不足
    E. 生长素分泌不足

16. 促进蛋白质合成的激素有
    A. 甲状腺素　　　　　　　　　　　　　B. 生长激素
    C. 胰岛素　　　　　　　　　　　　　　D. 雌激素
    E. 以上均是

17. 对脑的发育影响最大的激素是
    A. 生长激素　　　　　　　　　　　　　B. 肾上腺素
    C. 甲状腺激素　　　　　　　　　　　　D. 胰岛素
    E. 醛固酮

18. 使血糖升高的激素有
    A. 糖皮质激素　　　　　　　　　　　　B. 甲状腺激素
    C. 胰高血糖素　　　　　　　　　　　　D. 生长素
    E. 以上均是

19.幼年时生长激素分泌不足可引起

    A.侏儒症　　　　　　　　　　　B.呆小症

    C.巨人症　　　　　　　　　　　D.肢端肥大症

    E.夜盲症

20.第一信使是指

    A.受体　　　　　　　　　　　　B.激素

    C.基因　　　　　　　　　　　　D.cAMP

    E.Ca^{2+}

B型题

(21~23题共用备选答案)

    A.黏液性水肿　　　　　　　　　B.呆小症

    C.肢端肥大症　　　　　　　　　D.巨人症

    E.侏儒症

21.幼年时甲状腺激素分泌不足会引起

22.成人生长激素分泌过多会引起

23.成年时甲状腺激素分泌不足会引起

(24~26题共用备选答案)

    A.远距分泌　　　　　　　　　　B.旁分泌

    C.自分泌　　　　　　　　　　　D.神经分泌

    E.反馈

24.激素经血液循环的运输到达远距离部位发挥调节作用的方式

25.有些内分泌细胞分泌的激素可返回作用于该细胞自身而发挥反馈作用的方式

26.神经激素通过轴浆流动运送至轴突末梢而释放入血液的方式

四、简答题

1.试述激素的分类。

2.简述甲状腺激素的生理作用。

3.简述胰岛素的生理作用。

4.调节和影响机体生长发育的激素有哪些？各有何作用？

5.试述糖皮质激素的生理作用。

6.长期使用糖皮质激素时，为什么不能骤然停药而必须逐渐减量？

7.肾上腺皮质主要分泌哪些激素？

第三部分　参考答案

一、名词解释

1.内分泌　内分泌细胞将所产生的激素直接分泌到体液中,以体液为媒介对靶细胞产生效应的一种分泌形式。

2. 激素　由内分泌腺或散在的内分泌细胞分泌的高效能的生物活性物质。

3. 允许作用　有些激素本身并不能直接对某些组织细胞产生生理效应，然而它可使另一种激素的作用明显增强，即对另一种激素的效应起支持作用，这种现象称为允许作用。

4. 肢端肥大症　成年后，生长激素分泌过多，因长骨不能再生长，只有肢端短骨、下颌骨及其他软组织增生，以致出现手足粗大、下颌突出，内脏器官增大，称为肢端肥大症。

5. 应激反应　当机体遇到伤害性刺激时，血液中促肾上腺皮质激素水平急剧增多，糖皮质激素大量生成，从而产生一系列的非特异性反应，增加机体对有害刺激的耐受力。

6. 向心性肥胖　糖皮质激素分泌亢进时表现为面圆、背厚、躯干部发胖、四肢消瘦的特殊体型，称为向心性肥胖。

二、填空题

1. 信息传递作用　激素的高效能生物放大作用　激素作用的相对特异性　激素间的相互作用

2. 盐皮质激素　糖皮质激素　性激素

3. 卵泡刺激素　黄体生成素　促肾上腺皮质激素　促甲状腺激素

4. 碘　甲状腺球蛋白

5. 甲状旁腺功能减退

6. 呆小症　黏液性水肿

7. 侏儒症　巨人症

8. 减少　增多

9. 降低　升高

10. 促肾上腺皮质激素　交感神经

三、选择题

1. D	2. E	3. E	4. B	5. B	6. D	7. B	8. B
9. C	10. D	11. A	12. E	13. E	14. E	15. A	16. E
17. C	18. E	19. A	20. B	21. B	22. C	23. A	24. A
25. C	26. D						

四、简答题

1. 激素按其化学本质可分两类：一类为含氮激素，包括氨基酸的衍生物、肽类与蛋白质类；另一类为类固醇激素，包括孕酮、醛固酮、皮质醇、睾酮、雌二醇和胆钙化醇。

2. 甲状腺激素的生理作用：①促进机体新陈代谢，使基础代谢升高，产热量增加，耗氧量增加。②对物质代谢的作用：促进糖和脂肪氧化分解，促进糖的吸收和外周组织对糖的利用，小剂量促进肝糖原合成，大剂量促进肝糖原分解。小剂量促进蛋白质合成，大剂量促进蛋白质分解。③促进机体生长发育，促进神经系统的发育与分化。④其他：兴奋中枢神经系统；使心率加快、心缩力增强、心输出量增加等。

3. 胰岛素的生理作用：①调节糖代谢，使血糖降低。②调节脂肪代谢，促进脂肪合成。③调节蛋白质代谢，促进蛋白质合成，有利于机体生长。

4. 调节和影响机体生长发育的激素有：①生长素：促进骨及全身组织生长，促进蛋白质合成。②甲状腺激素：促进生长发育，特别是对骨骼和神经系统分化很重要，生理剂量促进蛋白质合成。③胰岛素：促进蛋白质合成。④性激素：雌激素与雄激素促进蛋白质合成，促进生殖器官的生长发育与副性征的出现。

5. 糖皮质激素的生理作用：①对三大物质代谢：促进蛋白质分解；增加糖异生，减少糖的利用；减少脂肪和肌肉组织对糖的摄取，使血糖升高；促进四肢脂肪组织分解，而增加肩背腹部脂肪合成。②较弱保钠排钾作用，分泌不足出现排水障碍，引起水中毒。③对血细胞的作用：使红细胞、血小板、中性粒细胞增多；使淋巴细胞、嗜酸性粒细胞减少。④对儿茶酚胺类激素有"允许作用"。⑤是参与应激反应的最重要的激素。

6. 长期使用糖皮质激素时，由于这些激素对腺垂体及下丘脑的强大抑制作用，ACTH的分泌受到抑制，患者肾上腺皮质渐趋萎缩，肾上腺皮质激素分泌不足。如果骤然停药，将引起肾上腺皮质功能不全，引起低血糖、低血钠及血压下降等严重情况，因此应逐渐减量，使患者的肾上腺皮质能够逐渐恢复正常。

7. 肾上腺皮质分泌的激素主要有三类：①盐皮质激素（醛固酮）；②糖皮质激素（皮质醇）；③性激素（少量雄激素和雌激素）。

（杨志宏　路　艳）

第十二章 | 生 殖

第一部分 学习小结

一、男性生殖

（一）睾丸的功能

男性的主性器官是睾丸，由曲细精管和间质细胞组成，具有生精和内分泌的功能。

1. 睾丸的生精功能　精子在曲细精管内由精原细胞历经初级精母细胞、次级精母细胞、精子细胞和精子几个阶段发育形成，并在附睾储存、成熟，获得运动能力。精子生成需要适宜的温度，阴囊内温度较腹腔温度低 2℃，适宜精子的生成。某些疾病和药物、吸烟、酗酒、吸毒等可影响精子生成的数量和活力。

2. 睾丸的内分泌功能☆重点　睾丸间质细胞分泌雄激素，支持细胞分泌抑制素。

（1）雄激素，主要包括脱氢表雄酮、雄烯二酮和睾酮，以睾酮的生物活性最强，其生理作用主要有①影响胚胎性别分化。②维持生精作用。③刺激男性附性器官生长发育。④激发男性副性征的出现并维持其正常状态。⑤促进肌肉和生殖器官蛋白质合成、促进骨骼生长及钙磷沉积、使体内水钠潴留、增加低密度脂蛋白而减少高密度脂蛋白。⑥刺激肾脏产生促红细胞生成素。

（2）抑制素　其作用是抑制腺垂体合成和分泌卵泡刺激素（FSH）。

（二）睾丸功能的调节

睾丸的功能主要受下丘脑 - 腺垂体 - 睾丸轴的调节。下丘脑分泌的促性腺激素释放激素（GnRH）促进腺垂体合成和分泌卵泡刺激素（FSH）与黄体生成素（LH）。LH 刺激间质细胞分泌睾酮。FSH 和睾酮对生精过程分别有启动和维持作用。血中睾酮对下丘脑和腺垂体的激素分泌有负反馈抑制作用，抑制素可负反馈抑制 FSH 的分泌。

二、女性生殖

（一）卵巢的功能

女性的主性器官是卵巢，其基本结构和功能单位是卵泡，具有生卵和内分泌的功能。

1. 卵巢的生卵功能

（1）卵泡的生长发育：自青春期开始，原始卵泡开始发育，经过初级卵泡与次级卵泡阶段，发育为成熟卵泡。一般每月卵巢内有 15~20 个原始卵泡同时开始发育，但通常只有一个卵泡发育成熟。

（2）排卵：成熟卵泡在 LH 分泌高峰的作用下，卵泡壁破裂，次级卵母细胞与透明带、放射冠随同卵泡液一起从卵巢排出，此过程称为排卵。卵巢平均 28d 排卵一次，一般左、右卵巢交替排卵，每次只排出 1 个卵子。

（3）黄体的形成及退化：排卵后，残余卵泡壁在 LH 作用下形成黄体。若排出的卵子未受精，则黄体在排卵后第 9~10d 开始退化形成白体。若排出的卵子受精，黄体则继续生长发育成为妊娠黄体，分泌雌、孕激素维持早期妊娠。

2. 卵巢的内分泌功能 ☆重点 ※难点

卵巢主要分泌雌激素和孕激素。排卵前卵泡主要分泌雌激素，以雌二醇活性最强。排卵后黄体分泌雌激素和孕激素，孕激素主要是孕酮（黄体酮，P）。

（1）雌激素的生理作用：

1）促进女性生殖器官的生长发育：①促进卵泡发育，诱导和促进排卵。②促进子宫发育，使子宫内膜呈现增生期变化；促进子宫和输卵管收缩，使宫颈腺体分泌大量稀薄的黏液，有利于精子运行。③刺激阴道上皮细胞增生、角化，糖原含量增加使阴道呈酸性，进而增强阴道的抗菌能力。绝经妇女因雌激素分泌减少，阴道抵抗力降低而易患老年性阴道炎。

2）促进女性副性征的出现并维持其正常状态：①促进乳腺发育，使乳腺导管和结缔组织增生。②促进全身脂肪和毛发分布呈现女性特征。

3）对骨骼生长发育的影响：增强成骨细胞的活动，加速骨的生长和骨中钙、磷的沉积，促进骨骺愈合。绝经期后，雌激素水平降低，由于骨骼中的钙流失而易发生骨质疏松，甚至骨折。

4）其他作用：增加血浆高密度脂蛋白含量，具有一定抗动脉硬化作用；高浓度雌激素可致水、钠潴留，增加细胞外液量，可能与妇女经前期水肿有关。

（2）孕激素的生理作用：孕激素通常在雌激素的基础上发挥作用，为受精卵着床做准备并维持妊娠。

1）对子宫的作用：①使子宫内膜呈现分泌期改变，为胚泡着床和发育提供适宜环境。②降低子宫平滑肌的兴奋性，保证胚胎有一个安静的生长发育环境。③使宫颈黏液分泌量减少、变稠，不利于精子穿透。

2）对乳腺的作用：促进乳腺腺泡发育、成熟，为分娩后泌乳做准备。

3）产热作用：女性基础体温在排卵日最低，排卵后因孕激素的分泌增加可使其升高 0.2~0.5℃。

4）其他作用：使血管和消化道肌张力下降。

（二）卵巢功能的调节

卵巢的功能受下丘脑 - 腺垂体 - 卵巢轴的调节。下丘脑分泌的 GnRH 促进腺垂体分泌 FSH 和 LH。FSH 促进卵泡发育；LH 促使成熟卵泡排卵及黄体生成。血中雌、孕激素则在不同时期对下丘脑 - 腺垂体具有正、负反馈作用。

（三）月经周期

女性自青春期起，子宫内膜每月出现一次剥脱和出血现象，称为月经。月经形成的周期性过程称为月经周期，一般指两次月经第一天之间的时间。成熟女性的月经周期一般平均为28d。第一次月经称为初潮。

1. 月经周期的分期 ☆**重点** ※**难点**

根据月经周期中子宫内膜的变化将月经周期分为增生期、分泌期和月经期三期。各期特点见表12-1。

表 12-1　月经周期分期及各期卵巢、卵巢激素和子宫内膜的周期性变化

分期	时间	卵巢	卵巢激素	子宫内膜
增生期	第5~14d	卵泡生长发育 ——→ 此期未排卵 ←— LH高峰 ←—	雌激素增加 雌激素第一次高峰	内膜增生变厚 血管和腺体增生
分泌期	第15~28d	黄体生成 ——→ ←— LH下降 ←—	雌、孕激素增加 雌激素第二次高峰 孕激素高峰	内膜进一步增生变厚 血管扩张充血 腺体分泌
月经期	第1~4d	黄体退化、萎缩 ——→	雌、孕激素水平迅速下降	内膜血管痉挛、缺血 内膜坏死、脱落、出血

2. 月经周期的形成机制 ☆**重点** ※**难点**

（1）增生期的形成：自青春期起，下丘脑 GnRH 的分泌促进腺垂体分泌 FSH 和 LH。FSH 促进卵泡发育、成熟及分泌雌激素；雌激素使子宫内膜增生。此期末，成熟卵泡分泌的雌激素达到第一次高峰，通过正反馈促使 LH 峰形成，诱发成熟卵泡排卵。

（2）分泌期的形成：排卵后，LH 促使残余卵泡发育成黄体，并分泌大量雌激素和孕激素。两种激素共同作用使子宫内膜呈现分泌期变化。

（3）月经期的形成：随着黄体的发育，雌、孕激素分泌量不断增加，高浓度孕激素和雌激素第二次高峰通过负反馈使 GnRH、FSH 和 LH 分泌量减少，黄体开始退化、萎缩，血液中雌、孕激素的浓度迅速下降，子宫内膜失去这两种激素的支持而脱落出血，形成月经。

（四）卵巢功能的衰退

一般情况下，40~50 岁女性的卵巢功能开始衰退，从卵巢功能开始衰退至完全丧失后一年的时期称为围绝经期。此后，卵巢功能进一步衰退，生殖功能丧失，进入绝经期。

三、妊娠与避孕

（一）妊娠

妊娠是新个体产生的过程，包括受精、着床、妊娠的维持及分娩。

1. 受精

受精是指精子和卵子融合的过程，包括精子运行、精子获能、顶体反应和受精卵形成等环节。

2. 着床

着床是指胚泡植入子宫内膜的过程。着床成功的关键在于胚胎的发育与子宫内膜的增殖同步。

3. 妊娠的维持

妊娠10周以内由妊娠黄体分泌激素维持妊娠,胎盘形成后替代妊娠黄体维持中后期妊娠。胎盘的功能主要有:

(1) 物质转运:母体与胎儿血液中的物质可通过胎盘进行选择性的交换。

(2) 内分泌:①人绒毛膜促性腺激素(hCG),可降低母体对胎儿的免疫排斥反应和促进妊娠黄体形成。临床上通过检测母体血或尿中的hCG可帮助诊断早期妊娠。②人绒毛膜促生长激素(hCS),可促进胎儿生长。③雌激素,主要是雌三醇,可调控胎盘、子宫、乳腺和胎儿器官的生长。母体尿中雌三醇水平若突然降低,提示胎儿有危险或发生宫内死亡。④孕激素,维持妊娠期子宫处于静息状态。 ☆重点

4. 分娩

分娩是指胎儿和胎盘通过母体子宫和阴道排出体外的过程。

(二) 避孕

避孕是指采用一定的方法使女性暂时不受孕。措施主要包括①抑制精子与卵子的生成。②阻止精子与卵子结合。③使女性生殖道内环境不利于精子获能和生存。④使子宫内环境不适宜胚泡的着床与生长。目前常用的避孕方法有避孕药、屏障避孕法、宫内节育和绝育等。

第二部分 习 题

一、名词解释

1. 排卵
2. 月经
3. 月经周期
4. 围绝经期

二、填空题

1. 卵巢分泌的性激素有_____和_____两类。

2. 排卵后基础体温_____,这主要与血中_____增加有关。

3. 月经周期根据子宫内膜的变化,可分为_____、_____和_____,排卵发生在_____期末。

4. 受精是指_____和_____融合的过程,着床是指胚泡植入_____的过程,着床成功的关键在于胚胎的发育与子宫内膜的增殖_____。

5. 胎盘分泌的激素主要有_____、_____、_____和_____。

三、选择题

A 型题

1. 关于雄激素的作用的描述，下列叙述中**错误**的是
    A. 刺激男性附性器官发育并维持成熟状态
    B. 刺激男性副性征出现
    C. 促进肌肉与骨骼生长
    D. 分泌过盛可使男子身高超出正常
    E. 维持正常性欲

2. 关于雌激素的生理作用，下列哪项是**错误**的
    A. 使输卵管平滑肌活动增强
    B. 高浓度雌激素可致钠、水潴留
    C. 子宫内膜增生变厚、分泌
    D. 刺激乳腺导管和结缔组织增生、产生乳晕
    E. 可影响钙和磷的代谢

3. 女性副性征表现，哪项是**错误**的
    A. 音调高   B. 乳腺发达
    C. 骨盆狭窄   D. 皮下脂肪丰满
    E. 骨盆宽

4. 关于孕激素的叙述，下列哪项是**错误**的
    A. 刺激子宫内膜呈增生期变化   B. 使子宫肌活动减弱
    C. 降低母体免疫排斥反应   D. 刺激乳腺腺泡的发育
    E. 促进能量代谢，有产热作用

5. 血中哪种激素出现高峰可作为排卵的标志
    A. 催乳素   B. 卵泡刺激素
    C. 黄体生成素   D. 催乳素释放因子
    E. 催乳素释放抑制因子

6. 子宫内膜脱落引起月经的原因是
    A. 血中雌激素浓度升高   B. 血中孕激素浓度升高
    C. 血中雌、孕激素浓度都升高   D. 血中雌、孕激素浓度都降低
    E. 血中前列腺素升高

B 型题

（7~10 题共用备选答案）
    A. 雌激素   B. 孕激素
    C. FSH   D. LH
    E. hCG

7. 促进成熟卵泡破裂排卵的是
8. 使子宫内膜发生增生期变化的是

9. 抑制子宫收缩的是

10. 对精子生成有启动作用的是

（11~14题共用备选答案）

    A. 雌三醇   B. 孕激素

    C. hCG   D. 雌二醇

    E. hCS

11. 可促进胎儿生长发育的是

12. 水平若突然降低则提示胎儿有危险或发生宫内死亡的是

13. 维持妊娠期子宫处于静息状态的是

14. 可用于诊断早期妊娠的是

四、简答题

1. 简述月经周期中各期的主要生理变化及其发生原因。

2. 为何妊娠后的女性既不来月经，也不会再受孕？

第三部分　参考答案

一、名词解释

1. 排卵　卵泡成熟后，在 LH 分泌高峰的作用下，卵泡壁破裂，卵细胞随同卵泡液一起排至腹腔，称为排卵。

2. 月经　女性自青春期起，子宫内膜每月出现一次剥脱和出血现象，称为月经。

3. 月经周期　月经形成的周期性过程称为月经周期，一般指两次月经第一天之间的时间。

4. 围绝经期　一般情况下，40~50 岁女性的卵巢功能开始衰退，从卵巢功能开始衰退至完全丧失后一年的时期称为围绝经期。

二、填空题

1. 雌激素　孕激素

2. 升高　孕激素

3. 增生期　分泌期　月经期　增生

4. 精子　卵子　子宫内膜　同步

5. hCG　hCS　雌激素　孕激素

三、选择题

1. D   2. C   3. C   4. A   5. C   6. D   7. D   8. A

9. B   10. C   11. E   12. A   13. B   14. C

四、简答题

1. 月经周期中各期的主要生理变化及其发生原因有：

（1）增生期：从月经停止之日起至排卵日止。此期，卵泡发育并分泌雌激素，子宫内膜逐渐增厚，血管、腺体增生，但腺体尚不分泌。此期末，卵巢内优势卵泡发育成熟并在LH峰的作用下排卵。

（2）分泌期：从排卵日起到下次月经到来日止，排卵后的残余卵泡发育成黄体，分泌雌、孕激素，促使子宫内膜进一步增生变厚、血管扩张、腺体呈现高度分泌状态，子宫内膜变得松软并富有营养物质，为胚泡着床和发育做好准备。此期内，如果受孕，黄体发育成妊娠黄体继续分泌雌、孕激素，月经周期停止，进入妊娠状态；如未受孕，黄体则退化、萎缩，进入月经期。

（3）月经期：从月经出血开始到出血停止。此期内，由于黄体退化、萎缩，血中雌、孕激素水平迅速下降，子宫内膜因失去激素支持而发生缺血、坏死、脱落、出血，即月经来潮。

2. 排卵后若受精，黄体不会萎缩，而是在 hCG 的作用下继续发育成为妊娠黄体，分泌大量雌激素和孕激素，子宫内膜不但不会脱落，而且继续增殖变厚，利于胎儿着床和生长发育。因此，受孕后不会再来月经。同时，高水平的雌、孕激素对下丘脑和腺垂体产生负反馈作用，抑制 GnRH、FSH 和 LH，低浓度的 FSH 不足以引起卵泡的生长发育和成熟，故妊娠期也不会再受孕。

（肖 骞）

56检